Dr. med. Irmhilt Ruedt von Collenberg

Wechseljahre

Beschwerden natürlich behandeln

- Körperliche und seelische Spannkraft erhalten
- Mit Naturheilmitteln lindern und wohlfühlen
- Hormontherapie – Vorteile und Nachteile

Mitarbeit Norbert Wölfl

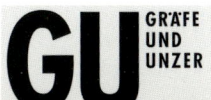

GU GRÄFE
UND
UNZER

Wichtiger Hinweis

Dieses Buch wendet sich mit seinen Ratschlägen und Anleitungen in erster Linie an Menschen, die eigenverantwortlich ihre Gesundheit und Leistungsfähigkeit erhalten wollen. Es wurde nicht nur sorgfältig erarbeitet, sondern in seinen Aussagen und Empfehlungen auch von einem unabhängigen Arzt überprüft.
Jeder Leser ist aufgefordert, in eigener Verantwortung zu entscheiden, ob und inwieweit die in diesem Buch dargestellten Naturheilverfahren für ihn eine Alternative oder Ergänzung zur Schulmedizin sind.
Wenn Sie leichtere Beschwerden selbst behandeln möchten, sprechen Sie auf jeden Fall vorher mit Ihrem Arzt.
Bitte beachten Sie die Hinweise im Text, die eine Selbstbehandlung ausschließen.

Inhalt

Inhalt

Neuorientierung in der Lebensmitte

Lassen Sie mich mit einem kurzen Rückblick auf die Vergangenheit beginnen: Zur Zeit der Antike wurde eine Frau kaum älter als 25 Jahre. Im 15. Jahrhundert betrug ihre Lebenserwartung im Durchschnitt 30 Jahre, zum Ende des 19. Jahrhunderts erreichte sie mit Glück knapp das fünfzigste Lebensjahr. Noch zur Zeit unserer Großeltern galt eine vierzigjährgie Frau als »Matrone« und hatte den besten Teil ihres Lebens hinter sich.

Über die Lebenserwartung

Gerade in den letzten Jahrzehnten hat sich vieles verändert: Wir müssen körperlich nicht mehr so hart arbeiten, können uns besser ernähren, leben unter vergleichsweise besten Bedingungen, sind dank der Fortschritte in der Medizin besser versorgt bei Krankheiten und deren Vorbeugung. Das alles hat dazu geführt, daß ein Mädchen, das heute in Deutschland geboren wird, mit durchschnittlich 82 Lebensjahren rechnen kann. Für eine Frau, die heute in ihrer Lebensmitte steht, sagt die Statistik eine Lebenserwartung von 79 bis 80 Jahren voraus. Eine Vierzigjährige also hat mit großer Wahrscheinlichkeit die Hälfte ihres Lebens noch vor sich!

Wechseljahre – ein Thema unserer Zeit

Bewußtseinswandel

Im Zusammenhang mit den Wechseljahren hat sich in den letzten Jahren im Bewußtsein vieler Frauen ein erheblicher Wandel vollzogen.

Man kann es heute kaum noch verstehen: Die Hälfte aller Frauen in Deutschland, die jetzt am Beginn ihrer Wechseljahre stehen, wuchs in Familien auf, in denen über diesen Lebensabschnitt entweder gar nicht oder nur hinter vorgehaltener Hand gesprochen wurde. Unsere Großmütter und vielfach noch unsere Mütter brachten diese Zeit notgedrungen »hinter sich«, so gut es eben ging. Dazu trug in großem Maß das damalige Verständnis der Wechseljahre bei, das lange von einer vorwiegend »medizinischen« Betrachtungsweise geprägt war: Traten Beschwerden während dieser Zeit auf, wurden sie nicht selten entweder mit dem »guten Rat« abgetan, »sich doch nicht so anzustellen« oder – als ausschließlich körperliche Symptome betrachtet – mit Medikamenten mehr oder weniger erfolgreich behandelt. Daß dies lange Zeit so blieb, lag sicher auch daran, daß einer Frau nicht eben viel Raum für ihre persönliche Entwicklung in unserer Kultur eingeräumt wurde: Kam sie in die Wechseljahre, war ihre Zeit vorbei. Viele Frauen sahen diesen Jahren deshalb mit Angst entgegen, bedeuteten sie doch, von nun an unwiderruflich zum »alten Eisen« zu gehören.

Überholte Vorstellungen

Diese Einschätzung hat sich im Lauf der Jahre mehr und mehr gewandelt – nach der langen Zeit des Schweigens ist inzwischen sogar das Gegenteil eingetreten: Unzählige Bücher, die zum Teil Millionenauflagen erreichen, beschäftigen sich mit den körperlichen und seelischen Veränderungen der Frau in den Wechseljahren und der Chance zu einem »Neubeginn«, Vorträge zu diesem Thema sind überfüllt, und Gruppen, in denen sich Frauen zum gegenseitigen Austausch treffen, finden sich heute in jeder größeren Stadt.

Woher aber kommt dieser Wandel? Äußerlich hat sich nicht allzu viel verändert – Frauen wird es in unserer westlichen Welt, die sich vor allem an »jugendlichen« Werten orientiert und mit dem »Alter« wenig anzufangen weiß, nach wie vor nicht leichtgemacht, dem Älterwerden mit Gelassenheit zu begegnen. Es sind die Frauen selbst, die begonnen haben, das alte Rollenverständnis abzuschütteln, die ihr Familien- und Berufsleben heute nach eigenen Vorstellungen gestalten wollen, die ihre Möglichkeiten, dies zu realisieren, ebenso wahrnehmen, wie sie die Belastungen annehmen, die sich daraus ergeben. Deshalb setzen sie sich selbstbewußt wie nie zuvor mit dem wichtigen Lebensabschnitt auseinander, der »Wechseljahre« genannt wird.

Die selbstbewußte Frau

Wechseljahre – nicht »Krankheit«, sondern »Stufe«

Mit dem griechischen Wort »Klimakterium« werden in der Medizin körperliche und seelische Vorgänge bezeichnet, die eine Frau während der Wechseljahre durchlebt. Wörtlich übersetzt bedeutet es »Stufe«, »Leiter« oder »Treppe« und trifft damit genau das Wesen der Wechseljahre: eine Stufe, die von einem Lebensabschnitt zum nächsten führt.

Eine ähnliche Stufe hat jede Frau schon einmal erlebt, nämlich zu der Zeit, da sie ihre Kindheit nach und nach hinter sich ließ und sich zur Frau entwickelte. Die Jahre der Pubertät waren von tiefgreifenden körperlichen und seelischen Veränderungen begleitet: Allmählich veränderte sich der Körper, die kindlichen Formen wurden immer weiblicher, die erste Menstruation zeigte, daß sie von nun an fähig sein würde, Kinder zu bekommen, daß sie auf dem Weg war, eine Frau zu werden. Damit verbunden waren ebenso große seelische Umbrüche: Die Kindheit war vorüber, das Neue noch ungewohnt, oft beängstigend, und es war nicht leicht, die neue Rolle als Frau zu finden.

Ebenso große Umbrüche erlebt eine Frau, die in die Wechseljahre kommt, doch sie bedeuten dieses Mal etwas völlig anderes: Waren die Veränderungen in der Pubertät das Zeichen für den Aufbruch »ins Leben«, so signalisieren sie jetzt das Ende der Fruchtbarkeit. Noch einmal finden nach und nach erhebliche körperliche Umstellungen statt, wieder ändert sich das körperliche Erscheinungsbild, dieses Mal aber unter einem anderen Vorzeichen: Die Jugendlichkeit schwindet, Gesundheit und Vitalität sind plötzlich nicht mehr so selbstverständlich wie früher – eine Frau erlebt an sich selbst die unwiderruflichen Zeichen des Älterwerdens.

Auch diese Entwicklung ist mit tiefgreifenden seelischen Veränderungen verbunden; wieder geht es darum, das Neue, Unbekannte anzunehmen, Ängste zu überwinden, ein weiteres Mal seinen Platz im Leben zu finden, die nächste Stufe zu nehmen – und weiterzugehen.

Die Entwicklung der letzten Jahre zeigt, daß heute immer mehr Frauen dazu bereit sind, ihre körperlichen und seelischen Veränderungen als einen natürlichen Entwicklungsprozeß zu sehen, der weder Krankheit noch Mangel bedeutet – ein Prozeß, der viele Herausforderungen mit sich bringt, und viel Neues verspricht.

»Stufen« im Leben der Frau

Veränderung, Wandel – ein natürlicher Prozeß

Beschwerden der Wechseljahre – eine Frage der inneren Einstellung?

In vielen Untersuchungen hat sich bestätigt, daß Frauen, die den Wechseljahren positiv gegenüberstehen, meistens weniger unter Beschwerden zu leiden haben als jene, die ihre Wechseljahre nur schwer oder gar nicht annehmen können. Auch Vergleiche mit anderen Kulturkreisen zeigen, wie sehr Wechseljahrsbeschwerden von der seelischen Verfassung abhängig, also psychosomatischen Ursprungs sind (griechisch psyche = Seele, soma = Körper). In Kulturen, in denen die Wechseljahre einen gesellschaftlichen Aufstieg für die Frau bedeuten, wo ältere Frauen mit ihrer Lebensweisheit als verehrungswürdig gelten, sind Frauen weit weniger von Beschwerden betroffen als dort, wo ihnen Unverständnis und Geringschätzung entgegengebracht wird.

Abhängig von der seelischen Verfassung

Dennoch: Durch die Umstellung, bei der sich der Körper immer wieder neu regulieren muß, können auch Beschwerden auftreten, die handfeste körperliche Ursachen haben.

Beeinflußt auch von körperlichen Ursachen

Wieder einige Zahlen: In Untersuchungen hat man festgestellt, daß sich etwa 20 Prozent aller Frauen so beeinträchtigt fühlen, daß sie ärztliche Hilfe benötigen, während etwa 40 Prozent der Frauen keine Beschwerden haben und 40 Prozent die typischen Symptome der Wechseljahre zwar bemerken, aber nicht als so lästig empfinden, daß sie deswegen einen Arzt aufsuchen.

Auch in der Behandlung der Wechseljahrsbeschwerden setzt sich mehr und mehr die ganzheitliche Sichtweise durch. Nicht ein Symptom wird behandelt, sondern der Mensch als Einheit von Körper, Geist und Seele. Das körperlich-seelische Ungleichgewicht etwa, zurückzuführen auf die Abnahme der Hormonproduktion, wird nicht mehr in allen Fällen durch Hormongaben ausgeglichen, sondern es wird versucht, mit Hilfe von ganzheitlich wirkenden Methoden die ganzheitliche Harmonie, das Gleichgewicht zwischen Körper, Geist und Seele wiederherzustellen.

Ganzheitliche Sicht

Bescheid wissen – sich selbst helfen

Bescheid wissen – sich selbst helfen

Unwissenheit trug sicher dazu bei, daß unsere Großmütter, oft noch unsere Mütter den Wechseljahren überwiegend hilflos, manchmal ängstlich entgegensahen. Heute setzen sich die meisten Frauen aktiv und selbstbewußt mit dieser Lebensphase auseinander. Dazu gehört, daß sie wissen, was genau in ihrem Körper geschieht und welche Auswirkungen diese körperlichen Veränderungen auf ihre Befindlichkeit, ihre Leistungsfähigkeit haben können. Sie möchten erfahren, ob sie selbst etwas tun können – vorbeugend und bei Beschwerden –, und möchten diese Möglichkeiten kennenlernen. Sie wünschen sich möglichst natürliche Mittel, die dem natürlichen Prozeß, in dem sie sich gerade befinden, angemessen sind, ihn erleichtern und damit zu ihrem Wohlbefinden beitragen. Nicht zuletzt sehen sich die Frauen, wenn sie denn ärztliche Hilfe brauchen, mehr denn je als Partnerin ihres Arztes – sowohl im Gespräch als auch bei der Behandlung.

Zusammenhänge erkennen

Partnerin des Arztes

Für diese Frauen, denen ich in meiner Praxis täglich gegenübersaß, habe ich diesen Ratgeber geschrieben – für Sie, die Sie ihn jetzt in den Händen halten.

Ich habe mich bemüht, Ihnen die Fragen zu beantworten, die Sie haben, Ihnen die Informationen zu vermitteln, die Sie brauchen, Ihnen die Hilfen und die Anregungen zu geben, die Sie erwarten.

Bitte lesen Sie diesen Ratgeber zunächst der Reihe nach durch – damit beschäftigen Sie sich bereits aktiv mit »Ihrem Thema«. Machen Sie sich vertraut mit körperlich-seelischen Zusammenhängen – damit lernen Sie sich selbst besser kennen. Wählen Sie aus der Vielzahl der Anregungen und Anwendungen die für Sie passenden aus – damit vertiefen Sie Ihr Wissen. Machen Sie das, was zu tun Sie sich vorgenommen haben, regelmäßig – damit tun Sie etwas für Sie wahrscheinlich Ungewöhnliches, aber das Richtige: Sie sorgen für sich, Sie umsorgen sich selbst. Um aktiv zu bleiben und gesund.

Hilfe zur Selbsthilfe

Die Phasen
im Leben der Frau

Damit Sie verstehen, was sich in Ihrem Organismus während der Wechseljahre verändert, möchte ich Ihnen zunächst kurz die körperlichen Vorgänge während der Pubertät und der Geschlechtsreife – den Jahren der Fruchtbarkeit – erläutern.

Kindheit und Pubertät

Die Eierstöcke eines kleinen Mädchens sind bei seiner Geburt nur etwa erbsengroß und wiegen etwas weniger als ein halbes Gramm; schon jetzt sind darin bereits 100 000 bis 400 000 winzige Eizellen angelegt. Ist das Mädchen ungefähr zwölf Jahre alt, sind die Eierstöcke auf das Drei– bis Vierfache angewachsen. Zu dieser Zeit beginnt die Hirnanhangsdrüse, die Hypophyse, mit der Produktion zweier Hormone, FSH und LH genannt (→ Seite 14), die wiederum die Eierstöcke zur Bereitstellung der Geschlechtshormone Östrogen und Progesteron (→ Seite 13) anregen: Die Pubertät hat eingesetzt. Bald darauf kommt es zur ersten Regelblutung, der Menarche; in etwa vierwöchigen Abständen folgen dann die Monatsblutungen (Menstruation oder Periode), wobei es etwa in der Mitte des Zyklus zum Eisprung kommt: Das Ei kann befruchtet werden, eine Schwangerschaft ist von nun an möglich (→ Seite 12).

Hormon-produktion

Monats-blutung

In unseren Breiten ist ein Mädchen statistisch gesehen 13 Jahre alt, wenn es seine erste Blutung hat, doch eine Spanne von 10,5 bis 15,5 Jahren wird noch als normal betrachtet. Der Zeitpunkt seiner Menarche ist abhängig von Erbanlagen, Körpergewicht, Ernährung, körperlicher und seelischer Belastung oder davon, ob es extrem viel Sport treibt; bei Leistungssportlerinnen etwa und bei untergewichtigen Mädchen tritt die Menarche häufig verspätet ein.

Menarche – die erste Blutung

In den ersten Jahren ist die Periode bei den meisten Mädchen unregelmäßig, sie kann auch monatelang ausbleiben. Die Endphase der Pubertät, die Adoleszenz, reicht vom 15. bis 18. Lebensjahr; mit dem Abschluß des Längenwachstums ist auch die Adoleszenz abgeschlossen. Die äußeren Geschlechtsmerkmale sind ausgereift; die Periode,

Zyklus in Stärke und Dauer individuell sehr verschieden, tritt jetzt regelmäßig ein, im Durchschnitt alle 28 bis 29 Tage. Damit ist das Mädchen erwachsen.

Die Jahre der Fruchtbarkeit

Diese Phase im Leben einer Frau umfaßt etwa 35 Jahre. Sie ist dadurch gekennzeichnet, daß jeden Monat eine der Eizellen heranreift und entweder befruchtet oder mit der Monatsblutung abgestoßen wird. Das sind im Laufe des Lebens einer Frau bei etwa 28tägiger Zyklusdauer ungefähr 450 Eizellen – die anderen Eizellen bilden sich zurück. Mit Beginn der Wechseljahre (→ Seite 17) sind nur noch etwa 1000 bis 4000 Eizellen übriggeglieben. Während einer Schwangerschaft setzt die Menstruation aus, ebenso bei schweren Krankheiten, bei starken körperlichen Belastungen oder in Zeiten seelischer Anspannung.

Pro Monat reift eine Eizelle heran

Wie aber kommt es überhaupt zur Menstruation? Ich möchte Ihnen die Zusammenhänge, obwohl sie recht kompliziert sind, kurz erläutern, damit Sie erkennen, wie komplex die Veränderungen sind, die sich mit den Wechseljahren vollziehen.

Der Menstruationszyklus

Im Beckenraum der Frau liegen links und rechts von der Gebärmutter die etwa vier Zentimeter großen mandelförmigen **Eierstöcke** Eierstöcke (Ovarien). Alle vier Wochen reift in einem der beiden **(Ovarien)** Eierstöcke eine Eizelle heran, die von einer Umhüllung geschützt wird, den Follikelzellen, zusammengefaßt als Follikel (→ Seite 14) bezeichnet. Dieses Wachstum setzt schon während der Menstruation ein und ist nach etwa 14 Tagen abgeschlossen. Danach wird die Eizelle vom Eierstock in die Bauchhöhle abgegeben – der Eisprung (Ovulation) findet **Eisprung** statt. Kurze Zeit später wird sie vom trichterförmigen Ende **(Ovulation)** des jeweiligen Eileiters (Tube) angesaugt und wandert durch den Eileiter ins Innere der Gebärmutter (Uterus). Während dieser Wanderung ist die Eizelle für einige Stunden befruchtungsfähig.

12

Findet eine Befruchtung mit den männlichen Samenzellen statt, nistet sich die Eizelle vier Tage später – sie hat sich mittlerweile schon mehrfach geteilt und ist um ein Vielfaches gewachsen – in der darauf vorbereiteten Gebärmutterschleimhaut ein, die das wachsende Leben von nun an mit allen notwendigen Nährstoffen versorgen wird. Findet keine Befruchtung statt, schrumpft die Eizelle etwa 10 Tage nach dem Eisprung mehr und mehr zusammen und verschwindet schließlich. Die Schleimhaut der Gebärmutter löst sich ab und wird abgestoßen – die Monatsblutung, die Menstruation findet statt.

**Monats-
blutung**

So wirken die Hormone

Dieser Vorgang, der bei einer gesunden Frau jeden Monat mehr oder weniger regelmäßig verläuft, wird von den Hormonen in einem äußerst komplizierten Zusammenspiel gesteuert, das man erst seit einigen Jahren wirklich zu verstehen beginnt.

Hormone sind chemische Substanzen, die an verschiedenen Stellen des Körpers gebildet und anschließend an das Blut abgegeben werden. In ihrer Funktion lassen sie sich am besten als Botenstoffe umschreiben, die über die Blutbahnen an die jeweilige Stelle im Körper transportiert werden, an der sie wirksam werden, also körperliche Vorgänge beeinflussen. Von der Geburt bis zum Tod gibt es keine Funktion im Organismus, die nicht von Hormonen geregelt würde.

**Hormone =
Botenstoffe**

Im Fall des weiblichen Zyklus etwa sind es die Geschlechtshormone, die *Östrogene* und *Progesteron*, die seinen Ablauf steuern. Östrogene sind eine Gruppe von Hormonen aus wenigstens 30 verschiedenen Substanzen, von denen wiederum drei, nämlich Östradiol, Östron und Östriol, die wichtigsten sind; in ihrer Wirkweise sind sie jeweils geringfügig verschieden und wirken auch unterschiedlich stark. Östrogene werden vor allem in den Follikeln, den Eihüllen, gebildet, in kleinen Mengen auch im Fettgewebe des Körpers und in der Nebennierenrinde (ein Organ, das den Nieren aufsitzt). Neben den »weiblichen« Hormonen werden in den Eierstöcken und der Nebennierenrinde in geringem Umfang auch männliche Hormone – *Androgene* – gebildet, die aber

**Weibliche
Hormone**

**Männliche
Hormone**

erst dann eine Rolle spielen, wenn sich das hormonelle Gleichgewicht verändert (→ Seite 37).

Zu Beginn eines Zyklus, noch während der Menstruation, beginnen die Follikel mit der Produktion von Östrogenen, bis die Eizelle im Follikel herangereift ist; gleichzeitig verdickt sich die Gebärmutterschleimhaut (→ Seite 15). Mit Beginn der zweiten Zyklushälfte, also nach dem Eisprung, während die Eizelle den Eileiter durchwandert, wandelt sich der Follikel zum *Gelbkörper* um, der wiederum mit der Herstellung des Gelbkörperhormons, dem *Progesteron*, beginnt.

Gelbkörper-hormon

Wird die Eizelle nach dem Eisprung nicht befruchtet, bildet sich der Gelbkörper wieder zurück, die Produktion von Progesteron wird eingestellt, die verdickte Gebärmutterschleimhaut löst sich ab und die Menstruation setzt ein – ein neuer Zyklus beginnt.

Wird die Eizelle befruchtet, nistet sie sich in der vorbereiteten Gebärmutterschleimhaut ein, es wird weiter Progesteron produziert, um die beginnende Schwangerschaft zu schützen (→ Seite 15).

Dieses Zusammenspiel der Geschlechtshormone wird gesteuert von weiteren Hormonen, die in der Hirnanhangsdrüse (Hypophyse) gebildet werden und deren Produktion angeregt wird vom Gehirn, genauer, vom Zwischenhirn (Hypothalamus), das zugleich ein wichtiges Nervensteuerzentrum ist. Das bedeutet: Nur unter dem Einfluß eines von der Hypophyse ausgeschütteten Hormons, des FSH, des **F**ollikel**s**timulierenden **H**ormons, kann die Östrogenproduktion beginnen.

Steuerungs-hormone

FSH und LH

In der Hypophyse wird gleichzeitig mit dem FSH auch das LH, das **L**uteinisierende **H**ormon (lat. luteus = goldgelb), gebildet, dort gespeichert und erst mit Beginn der zweiten Zyklushälfte an das Blut abgegeben. Unter dem Einfluß des LH wird der Eisprung ausgelöst und der Follikel in den Gelbkörper umgewandelt. Dies wird die Gelbkörperphase genannt.

Die Geschlechtshormone (Östrogene und Progesteron) wirken zurück auf Hypophyse und Hypothalamus. Diese Rückkoppelung von Geschlechts- mit »Gehirnhormonen« bewirkt eine ständige gegenseitige Kontrolle der Hormone untereinander. Jedes von ihnen ist hinsichtlich seiner Menge und des Zeitpunkts seiner Produktion von den anderen Hormonen abhängig. Auf diese Weise entsteht ein genau aufeinander abgestimmter Regelkreis, der sich erst mit Beginn der Wechseljahre verändert (→ Seite 17).

Der Regelkreis der Hormone

Die Wirkung der Hormone, vor allem der Östrogene, ist von weitreichender Bedeutung für Körper und Seele (→ Seite 25). Im Hinblick auf den Monatszyklus sind die Östrogene für den Aufbau der Gebärmutterschleimhaut verantwortlich, die sich bis zum Eisprung zunehmend verdickt, um die Einnistung eines befruchteten Eis zu ermöglichen. Das Progesteron wiederum sorgt vor allem dafür, daß die Schleimhaut der Gebärmutter im Fall einer Schwangerschaft nicht nur weiter aufgebaut, sondern zusätzlich besser durchblutet und mit mehr Nährstoffen versorgt wird; gleichzeitig verhindert dieses Hormon, daß sich die Gebärmutter zusammenzieht und vorzeitige Wehen die Schwangerschaft gefährden.

Was die Hormone bewirken

Die Geschlechtshormone, dabei vor allem die Östrogene, erfüllen darüber hinaus viele weitere Aufgaben:

In der Pubertät bewirken sie die Entwicklung der sekundären Geschlechtsmerkmale: die Vergrößerung der Brüste und das Wachstum der Achsel- und Schambehaarung. Zum Ende der Adoleszenz wird das Wachstum einer jungen Frau durch Östrogene »gebremst«.

Im Erwachsenenalter beeinflussen sie den gesamten Organismus:

Östrogen-Wirkung

● Brust: Östrogene sind maßgeblich für Form und Festigkeit der Brüste, aber auch für die Ausbildung der Milchdrüsengänge verantwortlich.

● Haut: Östrogene erhalten Struktur und Feuchtigkeitsgehalt der weiblichen Haut, vor allem im Bereich von Gesicht, Brust und Oberschenkeln. Sie beeinflussen die Bildung von Kollagen, einem Protein (Eiweißbaustein), das das Bindegewebe stützt und festigt, und Elastin, ebenfalls ein Protein, das die Haut elastisch und geschmeidig erhält.

15

● Knochen und Sehnen: Kollagen ist auch wichtiger Bestandteil der Sehnen; ihre Festigkeit wird also ebenfalls von den Östrogenen beeinflußt. Außerdem fördern diese Hormone den Einbau von Kalzium in die Knochen (→ Seite 40) und damit deren Stabilität.

**Östrogen-
Wirkung**

● Leber: Östrogene regen in der Leber die Bildung bestimmter Faktoren für die Blutgerinnung an.

● Stoffwechsel: Östrogene beeinflussen den Stoffwechsel der Blutfette (→ Seite 44) und des Cholesterins (→ Seite 44). Im Cholesterinstoffwechsel erhöhen sie den Anteil des »guten« HDL-Cholesterins und beugen dadurch der Arterienverkalkung (Atherosklerose, → Seite 44) vor.

● Herz und Kreislauf: Östrogene unterstützen die Elastizität der Blutgefäße und stabilisieren die Kapillaren (haarfeine Blutgefäße, Endungen der Adern), die unter der Haut verlaufen.

● Zentralnervensystem: Östrogene haben eine maßgebliche Wirkung auf den Hypothalamus, eine Schaltzentrale im Zwischenhirn. Dort setzen sie andere Hormone frei, die über das unserem Willen nicht unterworfene vegetative Nervensystem (→ Seite 26) sowohl die Funktionen verschiedener Organe als auch Gemütszustand und Gefühlsregungen beeinflussen (→ Seite 25). Auch das sexuelle Verhalten wird von Östrogenen bestimmt (→ Seite 48).

**Auch
Gefühle
werden
beeinflußt**

Die Wechseljahre

Mit dem Wort »Wechseljahre« – medizinisch »Klimakterium« genannt – wird die etwa zwölf bis zwanzig Jahre umfassende Lebensphase der Frau umschrieben, in der sich ihr Organismus langsam zu verändern beginnt, in der ihre Fruchtbarkeit schrittweise abnimmt, bis sie schließlich zum Erliegen kommt. Sichtbares Zeichen dafür ist die allerletzte Menstruation, die »Menopause«. Die Jahre vor der Menopause werden als »Prämenopause« (lat. prä = vor), die Jahre danach als »Postmenopause« (lat. post = nach), die Zeit unmittelbar vor und nach der Menopause als »Perimenopause« (griechisch peri = rund um) bezeichnet, wobei die-

**Menopause –
die letzte
Blutung**

se Unterteilung etwas willkürlich gewählt ist, denn die Wechseljahre sind ein zusammenhängender Prozeß, in dem die Übergänge fließend sind. Was aber verändert sich während der Wechseljahre im Körper der Frau?

Ein Jahre während Prozeß

Die Zeit vor der Menopause (Prämenopause)

Wie schon erwähnt, verringert sich der Vorrat an Eizellen im Lauf der fruchtbaren Jahre kontinuierlich mit jedem Monatszyklus, bis schließlich nur noch 1000 bis 4000 Eizellen übriggeblieben sind (→ Seite 12). Immer häufiger reift nun nicht mehr jeden Monat eine Eizelle heran, findet deshalb auch kein regelmäßiger Eisprung mehr statt. Dadurch werden gleichzeitig zunehmend weniger Geschlechtshormone gebildet; bald sind Östrogene nur noch in geringen Mengen vorhanden, Gelbkörperbildung und Produktion von Progesteron werden eingestellt. Das wiederum bewirkt, daß die von der Hypophyse gebildeten FSH und LH – Follikelstimulierendes Hormon und Luteinisierendes Hormon (→ Seite 14) –, die ja für die Produktion der Geschlechtshormone zuständig sind, aus dem Gleichgewicht geraten: Die Hypophyse versucht nun, durch verstärkte Ausschüttung von FSH und LH die nachlassende Kraft der Eierstöcke anzuregen; die Produktion dieser Hormone wird umso größer, je weniger »Rückmeldung« die Steuerzentrale von den Geschlechtshormonen bekommt. (Ob eine Frau in den Wechseljahren ist, läßt sich deshalb gut durch eine Bestimmung der erhöhten Anteile von FSH im Blut feststellen.)

Hormonelles Ungleichgewicht

Erst lange nach der letzten Menstruation, der Menopause – etwa zwischen dem 65. bis 70. Lebensjahr –, gibt die Hypophyse ihr vergebliches Bemühen auf, die Produktion von FSH und LH schläft langsam ein.

Diese Hormonverschiebungen bewirken, daß die Menstruation zunehmend unregelmäßiger wird – die Abstände zwischen den Zyklen können länger oder kürzer sein, die Stärke der Blutungen kann zu- oder abnehmen, auch Dauerblutungen können auftreten; die Menstruation kann auch immer

Unregelmäßige Blutungen

17

wieder einmal ausbleiben, ohne daß dies schon die eigentliche Menopause (→ Seite 20) anzeigt. Bereits im Alter zwischen 41 und 45 sind 20 bis 40 Prozent der Monatszyklen unregelmäßig, auch bei jenen Frauen, die bisher immer sehr regelmäßige Blutungen hatten. Trotz dieser unregelmäßigen Zyklen besteht jedoch nach wie vor die Möglichkeit, schwanger zu werden – allerdings mit zunehmend geringer werdender Wahrscheinlichkeit: Bei einer Frau von Mitte 40 liegt die Chance, schwanger zu werden, nur noch bei etwa 0,5 bis 0,3 Prozent. (Um eine ungewollte Schwangerschaft zu vermeiden, muß sie also weiterhin verhüten.)

Beschwerden durch Hormonumstellung
Die typischen Wechseljahrsbeschwerden (→ Seite 24) sind zum überwiegenden Teil auf diese tiefgreifende, den gesamten Organismus beeinflussende Hormonumstellung zurückzuführen. Nur bei wenigen Frauen allerdings erfolgt dieser Übergang plötzlich; bei den meisten vollzieht er sich allmählich, sodaß ihr Organismus sich den Veränderungen anzupassen vermag.

Individuell verschieden ist auch der Beginn der Prämenopause. Statistisch gesehen beginnt die Hormonproduktion schon etwa vom 40. Lebensjahr an unmerklich nachzulassen, ohne daß sich dies bei den meisten Frauen äußerlich bemerkbar macht. Im Alter von 42 bis 45 Jahren nimmt die Produktion von Geschlechtshormonen dann in zunehmendem Maß weiter ab, bis nach etwa sechs bis sieben Jahren die Menopause eintritt – die letzte Menstruation, mit der die fruchtbaren Jahre beendet sind.

Allmählicher Übergang

Empfängnisverhütung

Um eine ungewollte Schwangerschaft zu verhüten, ist es für Frauen vor der Menopause wichtig, eine Methode zu wählen, die den Organismus so wenig wie möglich belastet und die dennoch sicher schützt. Gerade für Frauen, die lange Zeit die Pille (→ Seite 20) genommen haben oder die Spirale (→ Seite 20) nicht vertragen, sind diese natürlichen Verhütungsmethoden gute Alternativen:

Die passende Methode wählen

● Diaphragma: Diese sehr sichere, von Ärzten anerkannte Methode wird seit einigen Jahren von immer mehr Frauen genutzt. Das Diaphragma, eine Gummikappe, wird vor dem

Geschlechtsverkehr durch die Scheide eingeführt und auf den Muttermund gesetzt, wo sie nach jedem Samenerguß mindestens sechs Stunden liegen bleiben muß. Das Diaphragma ist – mit etwas Übung – leicht anzuwenden, belastet den Organismus nicht und braucht nur dann eingesetzt zu werden, wenn tatsächlich Geschlechtsverkehr stattfindet. Einziger Nachteil: Das Diaphragma ist erst wirklich sicher in Verbindung mit einer samenabtötenden Creme, auf die manche Frauen jedoch allergisch reagieren, etwa mit Brennen in der Scheide.

Wirklich sicher erst mit Creme

● Vaginalring: Eine relativ neue, ebenfalls sehr sichere Methode, die meistens sehr gut vertragen wird, ist der Vaginalring – eine Kombination aus Diaphragma und Antibabypille. Der Ring wird nach der Menstruation wie das Diaphragma durch die Scheide eingeführt und vor den Muttermund geschoben. Dort bleibt er für drei Wochen liegen und gibt währenddessen minimale Hormongaben ab. Erst mit Beginn der Menstruation wird er für eine Woche herausgenommen. (In Deutschland ist der Vaginalring noch im Versuchsstadium.)

Schützt auch vor Infektionen

● Kondom: Wird das Kondom richtig angewendet, ist es ebenfalls eine absolut sichere Verhütungsmethode. Gleichzeitig schützt es die Frau vor der Infektion mit Geschlechtskrankheiten und Aids.

● Sterilisation: Wenn eine Frau absolut sicher ist, daß sie keine Kinder mehr bekommen möchte, kommt auch eine Sterilisation (Tubenligatur) in Betracht. Dabei werden – durch einen kleinen Schnitt in die Bauchdecke, neuerdings auch durch die Scheide – die Eileiter unterbunden und so für die Samen undurchlässig gemacht. Trotz dieses Eingriffs bleibt der monatliche Zyklus erhalten, es kann allerdings manchmal zu Unregelmäßigkeiten kommen. Der Nachteil dieser Methode: Sie läßt sich nicht rückgängig machen.

Nicht rückgängig zu machen

● Temperatur messen: Weniger empfehlenswert ist diese Methode, bei der die Frau die in der Mitte ihres monatlichen Zyklus ansteigende Körpertemperatur mißt, um den genauen Zeitpunkt des Eisprungs (→ Seite 12) und somit ihre fruchtbaren Tage festzustellen. Während dieser Tage muß sie dann entweder auf Geschlechtsverkehr verzichten oder

Weniger empfehlenswert

19

aber auf mechanische Verhütungsmittel wie Kondom oder Diaphragma zurückzugreifen. – Die Temperatur-Methode ist allerdings nur dann sicher, wenn der Zyklus und damit der Eisprung regelmäßig stattfinden; gerade diese Voraussetzung, die Regelmäßigkeit, ist jedoch häufig während der Prämenopause nicht mehr gegeben!

Risiko für die Gesundheit

● Hormonelle Verhütung durch die Antibabypille, die mit Hilfe ihrer Hormonanteile den Eisprung unterdrückt: Vor allem Frauen, die lange Zeit die Pille oder die Minipille genommen haben, sollten spätestens vom 40. Lebensjahr an (Raucherinnen sogar schon vom 35. Lebensjahr an) wegen des wachsenden Gesundheitsrisikos auf diesen Empfängnisschutz verzichten und eine andere Verhütungsmethoden anwenden. Das Risiko nach langer Einnahme – vor allem bei Raucherinnen –, besteht in einer überproportionalen Zunahme von lebensbedrohenden Krankheiten wie Herzinfarkt (→ Seite 44) und Schlaganfall (→ Seite 44).

● Spirale (Intrauterinpessar): Die Spirale, die in die Gebärmutter eingesetzt wird und so die Einnistung des befruchteten Eis verhindert, ist die am häufigsten angewandte Verhütungsmethode bei Frauen zwischen 40 und 50. Allerdings sollten Sie, wenn Sie zu Gebärmutterinfektionen oder starken Blutungen neigen, vorher mit Ihrem Frauenarzt darüber sprechen, da die Spirale diese Tendenz fördern kann.

Mögliche Alternative

Die Menopause

Die letzte Menstruation

Als Menopause wird die letzte Menstruation bezeichnet, mit der die fruchtbare Lebensphase einer Frau endgültig abgeschlossen ist. Da sich der Zyklus jedoch schon während der Zeit der Prämenopause durch die Hormonumstellung verändert, die Periode oft unregelmäßig wird oder hin und wieder ausbleibt – mitunter sogar mehrere Monate lang –, läßt sich der genaue Zeitpunkt der Menopause nur schwer bestimmen. Heute gilt die Menopause erst dann als definitiv, wenn seit der letzten Menstruation mindestens ein Jahr vergangen ist.

Blutungen?
Zum Arzt!

● Wichtig: Blutungen, die nach der Menopause auftreten, sind immer Anzeichen für eine Erkrankung und müssen stets ärztlich abgeklärt werden. Ursachen können eine Gebärmutterentzündung, die zu stark ausgetrocknete Scheidenschleimhaut (→ Seite 32) oder auch eine Krebserkrankung sein.

Ebenso wenig, wie der Zeitpunkt der ersten Periode vorhersagbar ist, läßt sich bestimmen, wann eine Frau ihre Menopause erleben wird. Heute liegt das Durchschnittsalter für die letzte Periode bei 51 Jahren. Dabei hat sich seit dem Beginn unseres Jahrhunderts eine Zeitverschiebung um fast 10 Jahre nach hinten ergeben, was unseren heutigen besseren Lebensbedingungen zugeschrieben wird.

Verfrühte
Menopause –
zum Arzt

Nur bei etwa 10 Prozent aller Frauen setzt die Menopause schon mit 45 Jahren ein. Bei etwa 5 Prozent der Frauen, die ihre letzte Menstruation vor dem 43. Lebensjahr erleben – dies wird als verfrühte Menopause bezeichnet –, liegt meistens eine vorzeitige Erschöpfung der Eierstöcke vor, die ärztlich untersucht und behandelt werden sollte – eventuell mit Hormongaben (→ Seite 99) – , da sonst auch vorzeitig das Risikio für ernsthafte Erkrankungen wie Osteoporose (→ Seite 39), Bluthochdruck und Herz-Kreislauf-Erkrankungen (→ Seite 44) steigt.

Zeitpunkt
der
Menopause

Wann eine Frau die Menopause erlebt, hängt – abgesehen von den Hormonen – auch von anderen Faktoren ab, die man bisher noch nicht völlig erforscht hat; dabei läßt sich allerdings eine gewisse Gesetzmäßigkeit erkennen: Je früher eine Frau ihre Menarche, ihre erste Periode, hatte, desto später wird – mit großer Wahrscheinlichkeit – die Menopause eintreten, und umgekehrt, je später sie ihre Menarche hatte, desto eher wird der Zeitpunkt ihrer Menopause sein.

Darüber hinaus gibt es weitere körperlich und seelisch bedingte Ursachen für eine früher einsetzende Menopause:

● Wenn eine Frau keine Kinder hat.
● Wenn ihr Körpergewicht unter 60 kg liegt.
● Wenn sie kleiner als 1,55 Meter ist.
● Wenn sie raucht.
● Wenn sie unter starken körperlichen und seelischen Belastungen leidet.

**Ärztliche
Behandlung**

Künstliche Menopause

Von der künstlichen Menopause spricht man, wenn die Eierstöcke einer Frau, die ihrem Alter nach noch nicht in den
Wechseljahren ist, aus zwingenden Gründen operativ entfernt werden müssen, etwa wegen einer beginnenden
Krebserkrankung. Damit geschieht – allerdings sehr abrupt –
dasselbe wie während des Klimakteriums: Da von nun an
keine Geschlechtshormone mehr produziert werden (können), versucht die Hypophyse auch hier vergeblich, durch
vermehrte Ausschüttung von FSH und LH, die Produktion
von Östrogenen und Progesteron wieder »anzukurbeln« (→
Seite 14). Häufig treten dann verstärkt körperliche und seelische Beschwerden auf (→ Seite 24), da der Organismus keine Zeit hatte, sich diesen hormonellen Veränderungen anzupassen. Ist die Frau zum Zeitpunkt der Operation noch sehr
jung, empfiehlt der Arzt deshalb meistens eine Behandlung
mit Hormonen (→ Seite 99), um diesen plötzlichen Übergang wenigstens etwas zu mildern.

**Hormon-
gaben**

Anders verhält es sich, wenn die Gebärmutter entfernt werden muß: Jetzt kann zwar keine Menstruation mehr stattfinden, die Hormonproduktion bleibt aber erhalten. Dennoch
ist auch dies ein für viele Frauen schwerwiegender Eingriff,
der vor allem ihr seelisches Gleichgewicht durcheinander-
bringen kann.

Die Zeit nach der Menopause (Postmenopause)

Als Postmenopause werden die Jahre nach der Menopause bezeichnet – ein Zeitraum, der sich über weitere sechs bis zehn Jahre erstreckt. Nun werden in den Eierstöcken nur noch verschwindend geringe Mengen Östrogene gebildet, der Anteil der männlichen Hormone – Androgene – kann sich stärker bemerkbar machen (→ Seite 37); langsam stabilisiert sich der durch die tiefgreifende hormonelle Umstellung zunächst aus dem Gleichgewicht geratene Organismus, und die während der Prämenopause möglicherweise aufgetretenen typischen Beschwerden (→ Seite 24) verschwinden im Lauf der Zeit wieder. Dabei läßt sich allerdings häufig nur schwer eine genaue Unterscheidung treffen zwischen tatsächlich organisch bedingten Beschwerden und jenen, die seelische Ursachen haben. Viele Frauen etwa sind froh, daß sie jetzt keine unerwünschte Schwangerschaft mehr befürchten müssen, sie können ihre Sexualität (→ Seite 47) nun unbeschwerter genießen als früher, können insgesamt vielleicht die Veränderungen dieses neuen Lebensabschnitts leichter annehmen als jene Frauen, denen es schwer fällt, mit den nun immer sichtbarer werdenden Zeichen des Älterwerdens fertigzuwerden, und die deshalb auch eher unter Wechseljahrsbeschwerden zu leiden haben.

Allmählich wieder ins Gleichgewicht

Das Alter (Senium)

An die Zeit der Postmenopause schließt sich das Alter (Senium) an, das man heute aufgrund der gestiegenen Lebenserwartung zwischen dem 65. und 70. Lebensjahr ansetzt. Nun gibt es, bis auf die zunehmend nachlassende Produktion von FSH und LH (→ Seite 14), keine hormonellen Veränderungen mehr – die vierte Lebensphase beginnt.

Die vierte Lebensphase

23

Beschwerden
und ihre Behandlung

Individuelle
Ausprägung

Die Wechseljahre, eine Zeit großer körperlicher und seelischer Veränderungen, können einige für diese Jahre typische Beschwerden mit sich bringen. Wie wir aus vielen Untersuchungen wissen, vollzieht sich der Übergang, wie schon erwähnt, bei manchen Frauen so sanft, daß sie ihn kaum bemerken. Ein Großteil der Frauen verspürt zwar die typischen Begleiterscheinungen, kommt aber gut damit zurecht, während bei manchen Frauen die Beschwerden so ausgeprägt sind, daß sie das körperliche und seelische Gleichgewicht erheblich beeinträchtigen; diese Frauen brauchen unbedingt Unterstützung.

Körper, Seele, Geist – eine Einheit

Das in den letzten Jahren bei vielen Menschen zunehmend gewachsene Wissen um körperliche Vorgänge hat dazu geführt, daß die Mehrzahl aller Frauen die mit den Wechseljahren verbundenen Veränderungen keinesfalls mehr resigniert als »Krankheit« sehen, die es mit Medikamenten zu behandeln gilt, sondern als einen natürlichen Prozeß, in dem sich Körper und Seele auf neue Bedingungen einstellen. Dabei hilft ihnen eine uralte, in den letzten Jahren zu neuem Leben erwachte Sichtweise, daß nämlich körperliche Vorgänge entscheidend von der Seele beeinflußt werden und umgekehrt. Deshalb sind immer mehr Frauen bereit, ihre während der Wechseljahre auftretenden Beschwerden als Ausdruck eines vorübergehenden Ungleichgewichts von Körper und Seele zu sehen.

Wechsel-
jahre – ein
natürlicher
Prozeß

Körper und Seele
aus dem Gleichgewicht?

Hormon-
umstellungen

Das Ungleichgewicht entsteht durch die hormonellen Veränderungen während der Wechseljahre: Die Produktion von Geschlechtshormonen ist eng mit den von der Hirnanhangsdrüse (Hypophyse) gebildeten Hormonen verbunden (→ Seite 14); die Hypophyse wird wiederum beeinflußt vom Zwischenhirn (Hypothalamus), einem Teil des Zentralnervensystems und Zentrum unserer Sinneseindrücke und Gemütsempfindungen sowie des unserem Willen nicht unterworfenen vegetativen Nervensystems (→ Seite 26). Umgekehrt beeinflussen die Geschlechtshormone die Funktion von Hypophyse und Hypothalamus (→ Seite 15).

Wirkung auf Körper und Seele

Diese enge Verknüpfung erklärt die Wechselwirkung zwischen Körper und Seele, und dies nicht nur während der Wechseljahre. So kann bei manchen Frauen durch eine starke seelische Belastung eine Störung dieses Zusammenspiels zwischen »Gehirn«- und Geschlechtshormonen hervorgerufen werden, was dazu führt, daß ihre Menstruation unregelmäßig wird oder ausbleibt. Auch das Prämenstruelle Symdrom (PMS), körperliches Unwohlsein und seelische Unausgeglichenheit mancher Frauen in den Tagen vor ihrer Periode, wird damit erklärt.

Der ganze Mensch ist betroffen

In den Wechseljahren wird dieses Zusammenspiel durch die nachlassende Produktion von Geschlechtshormonen für einige Jahre gestört und muß sich danach wieder neu regulieren. Davon sind Gemütszustände ebenso betroffen wie das vegetative Nervensystem, das auf diese Veränderungen mit verschiedenen körperlichen Beschwerden »antworten« kann. Aber auch wichtige Kreislauf- und Stoffwechsel-Funktionen können durch die nachlassende Hormonproduktion aus dem Gleichgewicht geraten.

Hitzewallungen

Hitzewallungen – auch »fliegende Hitze« genannt – sind die wohl bekanntesten Begleiterscheinungen der Wechseljahre; sie treten manchmal schon sehr früh auf, wenn die Periode noch ziemlich regelmäßig ist, am häufigsten jedoch im ersten bis dritten Jahr nach der Menopause (→ Seite 20). 75 Prozent aller Frauen sind davon mehr oder weniger stark betroffen; bei manchen treten sie einmal im Monat auf, andere wieder erleben sie mehrmals täglich.

»Fliegende Hitze«

Hitzewallungen beginnen mit einem plötzlichen intensiven Hitzegefühl im Gesicht, das sich in Wellen über Kopfhaut, Nacken, Brust und Oberarme ausbreitet, wobei die Hauttemperatur ansteigt; häufig sind die Hitzeschübe von einer mehr oder weniger starken Hautrötung begleitet, auch Herz- und Pulsschlag werden schneller, der Blutdruck steigt. Auf die Hitzewallung folgt meist ein Gefühl des Fröstelns oder Frierens, manche Frauen fühlen sich danach körperlich erschöpft und müde.

Jede Frau empfindet anders

Diese Empfindung – sie kann wenige Sekunden, zwei oder drei Minuten, aber auch bis zu einer Viertelstunde andauern – wiederholt sich in unregelmäßigen Abständen, bei manchen Frauen bis zu 25mal an einem Tag.

Den Hitzewallungen folgen häufig Schweißausbrüche, die vor allem nachts so intensiv sein können, daß Nachthemd und Bettwäsche gewechselt werden müssen. Darüber hinaus können starkes Herzklopfen bis hin zu Herzrasen und Schwindelgefühlen auftreten, Kopfschmerzen oder ein Kribbeln in den Fingern.

Der Mechanismus dieser Beschwerden, die keinesfalls Krankheit bedeuten, ist bis heute noch nicht restlos geklärt. Ausgangspunkt ist mit Sicherheit das vegetative Nervenzentrum im Zwischenhirn, das – neben vielen weiteren wichtigen Funktionen – auch Blutgefäße und Blutdruck sowie Wärmehaushalt und Schweißsekretion steuert. Durch die Störung des Gleichgewichts der Geschlechtshormone, die auf das Zwischenhirn und damit auf das vegetative Nervenzentrum zurückwirkt (→ Seite 15), kommt es zu Fehlregulationen der vegetativ gesteuerten Funktionen – das »Vegetativum« spielt auf einmal verrückt: Die Kapillaren – feine Blutgefäße der Haut – erweitern sich plötzlich ohne jeden Grund, dadurch fließt mehr Blut durch die Gefäße. Das wiederum hat zur Folge, daß die Hauttemperatur ansteigt, die Haut sich rötet, die Poren sich öffnen und Schweiß ausbricht, der mit seiner kühlenden Wirkung das anschließende Frösteln oder Frieren bewirkt.

Vegetative Fehlsteuerung

Mit dem Willen nicht zu steuern

Da sich das vegetative Nervensystem willentlich nicht steuern läßt, hat eine Frau keine Möglichkeit, diese lästigen Symptome durch eigenen Willen zu verhindern oder wenigstens abzuschwächen; auch der mitunter von verständnislosen Mitmenschen erteilte »gute Rat«, »sich doch einfach zusammenzureißen«, nützt aus diesem Grunde gar nichts, sondern verschlimmert allenfalls die Beschwerden, weil er verletzend wirkt, worauf wiederum das Vegetativum reagiert. Aber nicht nur das hormonelle Ungleichgewicht verursacht diese Fehlregulationen: Auch die kontinuierliche Abnahme der Geschlechtshormone, die als Botenstoffe im Blut direkt auf den Organismus einwirken, insbesondere auf das Herz-Kreislauf-System, trägt zu Hitzewallungen, Schwindel, Herzbeschwerden und Blutdruckveränderungen bei.

Hormongaben

Vor allem Frauen, deren Hormonproduktion zu schnell nachläßt, und die deshalb häufig besonders stark unter diesen Beschwerden zu leiden haben, werden zum Ausgleich Hormone verordnet (→ Seite 99). Sobald der Östrogenspiegel im Blut wieder ansteigt, beruhigt sich der Organismus, die Symptome verschwinden langsam.

Bei 75 Prozent aller Frauen treten die Hitzewallungen etwa für die Dauer eines Jahres auf, 25 Prozent spüren sie fünf Jahre lang oder länger. Warum manche Frauen gar nicht, andere wenig und wieder andere stark unter diesen Beschwerden zu leiden haben, ist nicht bekannt. Die Erfahrung zeigt jedoch, daß auch äußere Einflüsse wie scharfe Speisen, schwarzer Tee, Nikotin und manche Medikamente die Neigung zu Hitzewallungen hervorrufen oder verstärken können. Auch Kaffee und Alkohol können dazu beitragen, denn beide Genußmittel fördern die Weitstellung der Blutgefäße. Wärme von außen, etwa hochsommerliche Temperaturen, kann ebenfalls Hitzewallungen auslösen.

Äußere Einflüsse

Das können Sie selbst tun

● Tragen Sie ausschließlich Bekleidung aus natürlichen Materialien wie Baumwolle, Wolle oder Seide – Kleidung aus Kunstfasern ist nicht luftdurchlässig, das heißt, die Haut kann nicht »atmen«, der Schweiß wird nicht aufgenommen.
● Ziehen Sie sich je nach Jahreszeit so an, daß Sie sich während einer Hitzewallung jederzeit »entblättern« können.
● Schlafen Sie nachts unter einer dünnen Decke. Manchen Frauen genügt schon ein Bettlaken.
● Besonders wichtig ist es, den Kreislauf in Schwung zu halten! Das können Sie erreichen mit Hilfe von täglichen Wechselduschen, Trockenmassagen der Haut mit einer Bürste und Wasseranwendungen nach Kneipp (→ Seite 84).

Helfen Sie sich selbst

Bewegung ist wichtig

● Auch viel Bewegung und Sport können Ihnen helfen (→ Seite 60)! Belegt ist, daß Frauen, die sich regelmäßig bewegen, im Durchschnitt weit seltener oder gar nicht unter Hitzewallungen leiden.

● Heilpflanzentees (→ Seite 76), homöopathische Mittel (→ Seite 87) und Akupressur (→ Seite 94) sind weitere vorzügliche Hilfen, um die lästigen Beschwerden zu lindern, wenn nicht zu beseitigen.

● Achten Sie auf richtige Ernährung (→ Seite 51) mit genügend Vitaminen und Mineralstoffen (→ Seite 56) sowie auf ausreichende Flüssigkeitszufuhr (→ Seite 58). Meiden Sie Nahrungs- und Genußmittel, von denen bekannt ist, daß sie Hitzewallungen auslösen können, zum Beispiel scharfe und sehr heiße Speisen, Zucker, Kaffee oder Alkohol (→ Seite 59).

● Meiden Sie – wenn möglich – Ärger, Streß und Anspannung. Je besser Sie sich auch »innerlich« fühlen, desto weniger »Boden bereiten« Sie den Hitzewallungen, desto weniger können sie Ihnen etwas anhaben. Entspannungsübungen (→ Seite 97) tun wohl, erhalten Ihr inneres Gleichgewicht oder bringen es wieder ins Lot.

Tun Sie auch etwas für Ihre Seele

Schlafstörungen

Für manche Frauen belastender als die zwar lästigen, aber harmlosen Hitzewallungen sind die in den Wechseljahren häufig auftretenden Schlafstörungen. Sie stehen meist in direktem Zusammenhang mit den auch nachts auftretenden Hitzeschüben und Schweißausbrüchen, die den Schlaf immer wieder unterbrechen. Das führt dazu, daß es nicht mehr zu den für die körperliche Regenerierung besonders wichtigen Tiefschlafphasen kommen kann – die Betroffene kann sich nicht ausreichend erholen und wacht am nächsten Morgen meist wie »zerschlagen« auf. Dieses dauernde Schlafdefizit führt zu ständiger Müdigkeit, Reizbarkeit und Nervosität, die Antriebskraft läßt nach, es kommt zu Leistungsschwäche und Konzentrationsstörungen.

Ursache für diese Schlafstörungen ist das hormonelle Ungleichgewicht in der »Schaltzentrale« des Zwischenhirns (→ Seite 15), in dem auch das Schlafzentrum liegt – Schlaf-

Durch Hitzewallungen bedingt

störungen gehören also ebenso wie die Hitzewallungen zu den vegatativ bedingten Störungen.

Wenn feststeht, daß die Schlafstörungen durch einen zu schnell absinkenden Hormonspiegel verursacht sind, läßt sich auch hier mit Hormongaben (→ Seite 99) die gestörte Balance wieder soweit herstellen, daß damit auch die Schlafstörungen behoben sind.

Fragen Sie Ihren Arzt

Schlafstörungen werden jedoch nicht nur durch das hormonelle Ungleichgewicht verursacht, sondern auch durch falsche Ernährung, Bewegungsmangel und dadurch, daß Anspannungen des Tages in die Nacht »hineingenommen« werden. Ein Schlafmittel kann zwar im Moment hilfreich sein, bietet aber mit Sicherheit keine dauerhafte Lösung und ist – vor allem nach längerer Einnahme – wegen der möglichen Gefahr der Abhängigkeit auch nicht unbedenklich.

Statt Schlaf-mitteln –

Bevor Sie also zu chemischen Mitteln greifen, versuchen Sie es doch einmal mit natürlichen Schlafhilfen.

Das können Sie selbst tun

● Nehmen Sie abends nur noch leicht verdauliche Mahlzeiten zu sich, am besten nicht später als zwei bis drei Stunden vor dem Zubettgehen.

● Trinken Sie unmittelbar vor dem Schlafengehen ein Glas warme Milch mit Honig.

● Sorgen Sie für gute Belüftung Ihres Schlafzimmers.

● Versuchen Sie, Ärger und Streß des vergangenen Tages am Abend hinter sich zu lassen. Eine gute Hilfe dafür bieten Ihnen Entspannungsübungen wie Autogenes Training (→ Seite 97), Biofeedback (→ Seite 98), Yoga und Meditation (→ Seite 95).

– natürliche Selbsthilfe

● Darüber hinaus können Sie mit natürlichen Hilfen wie Heilpflanzen-Tees (→ Seite 76), Entspannungs-Bädern (→ Seite 70), homöopathischen Mitteln (→ Seite 87), aber auch mit Kneippschen Wasseranwendungen (→ Seite 84) und Akupressur (→ Seite 94) viel für einen tiefen, erholsamen Schlaf tun.

Gereiztheit, Nervosität, Überempfindlichkeit, Angst, depressive Verstimmungen

Auch Frauen, die nicht von Schlafstörungen und ihren Folgen geplagt sind, fühlen sich während der Wechseljahre häufig in ihrem Wohlbefinden beeinträchtigt; bei geringfügigen Anlässen reagieren sie gereizt, sind nervös und überempfindlich. Nicht wenige Frauen leiden unter plötzlich wechselnden Stimmungsschwankungen, unter Angstgefühlen und depressiven Verstimmungen, die so übermächtig werden können, daß ihnen jegliche Lebensfreude verloren geht. Auch ungewohnte Antriebsschwäche, Vergeßlichkeit und Konzentrationsstörungen sind Zeichen dafür, daß sie nicht mehr mit sich in Einklang sind.

Für diese seelischen Störungen ist zum einen das hormonelle Ungleichgewicht verantwortlich (→ Seite 15), zum anderen aber spielt die individuelle Situation eine wichtige Rolle: So klagen etwa häufig jene Frauen über nervöse Störungen, die der doppelten Belastung von Beruf und Haushalt gerecht werden müssen. Auch Frauen, die mit den Veränderungen in den Wechseljahren nur schwer zurecht kommen, sich vielleicht nicht mehr anziehend finden oder ihre Sexualität nicht mehr leben, Frauen, die nach dem Erwachsenwerden der Kinder keine Aufgabe mehr haben – diese Frauen haben häufig Angst vor der Zukunft und leiden unter depressiven Verstimmungen, aus denen sie manchmal nur schwer wieder herausfinden.

Zu sehr belastet?

Diese Krisenzeit zu meistern ist sicher nicht einfach, zumal es keine »Patentlösungen« gibt. Gerade dann aber ist es wichtig, etwas für sich zu tun.

Gerade jetzt: Aktiv werden!

Das können Sie selbst tun

● Gestehen Sie sich ein, daß es Ihnen im Moment nicht gutgeht – und haben Sie Geduld mit sich! Vor allem Frauen neigen dazu, zu viel auf andere und zu wenig auf sich selbst zu achten; wenn es ihnen schlecht geht, sind sie nur allzu schnell dazu bereit, sich selbst die »Schuld« dafür zu geben, es passiv hinzunehmen oder gar zu resignieren.

● Beschließen Sie, sich selbst – möglichst jeden Tag – mit etwas zu verwöhnen, von dem Sie wissen, daß es Ihnen

Freude macht. Gehen Sie ins Theater, ins Kino oder zu einem Konzert, besuchen Sie Freunde, laden Sie Freunde ein, die Sie bewirten, gehen Sie zum Tanzen, malen Sie, machen Sie Musik, arbeiten Sie im Garten, gönnen Sie sich ein »Schönheitswochenende« (→ Seite 72) – tun Sie, was immer Ihnen Spaß macht. Und tun Sie es spontan! Schenken Sie sich hin und wieder selbst etwas, das Ihnen guttut: ein Buch, ein Parfum oder einfach einen Blumenstrauß.

Verwöhnen Sie sich selbst

Es gibt viele Hilfen

● Darüber hinaus sind entspannende Massagen, Wasseranwendungen nach Kneipp (→ Seite 84), Homöopathie (→ Seite 87), Akupressur (→ Seite 94), Yoga und Meditation (→ Seite 95) gute Hilfen, ebenso wie wirksame Heilpflanzentees (→ Seite 76).

● Frauen, denen depressive Verstimmungen zu schaffen machen, sollten wissen, daß Süßigkeiten und Schokolade dieses Verstimmtsein auslösen oder verstärken können. Man hat herausgefunden, daß etwa in Schokolade enthaltene Stoffe über die Beeinflussung des vom Zwischenhirn gesteuerten Stoffwechsels erheblich zu depressiven Verstimmungen beitragen können.

● Wichtig sind viel Licht und viel Sonnenwärme! Untersuchungen belegen, daß Frauen in südlichen Ländern sehr viel weniger unter depressiven Verstimmungen leiden als Frauen, die im Norden – vor allem während der langen Wintermonate – nur wenig von diesem »Lebenselixier« bekommen. Vielleicht ergibt sich für Sie eine Möglichkeit, auch einmal während der dunklen Jahreszeit im Süden Sonne zu tanken.

Sonne!

Gespräche helfen

● Manchen Frauen tut es gut, sich mit anderen, denen es ähnlich geht, auszutauschen; dafür sind Wechseljahrsgruppen (→ Seite 51) eine gute Möglichkeit. Im Anhang finden Sie Adressen von Institutionen (→ Seite 107), die Ihnen darüber Auskunft geben können, wo Sie in Ihrer Nähe Gesprächsgruppen finden. Wenn es keine gibt – gründen Sie doch selbst eine solche Gruppe!

● Manchmal ist es schwierig, für Betroffene in der Regel unmöglich, zwischen einer depressiven Verstimmung und einer »echten« Depression zu unterscheiden. Wenn Sie spüren, daß Sie sich über längere Zeit hinweg – scheinbar

Ihr Arzt kann Ihnen helfen

grundlos – so schlecht fühlen, daß Ihnen nichts mehr Freude macht, daß Sie das Gefühl, in einem tiefen dunklen Loch zu leben, nicht mehr losläßt, es für Sie kein Licht »am Ende des Tunnels« gibt, suchen Sie bitte Ihren Arzt auf (→ Seite 74). Wichtig ist es, die Ursachen zu klären, herauszufinden, ob es sich um tiefgreifende hormonelle Störungen handelt – manchmal verschreibt der Arzt dann Hormone (→ Seite 99) –, oder ob es ein nie verarbeiteter seelischer Kummer ist, der einer Depression zugrunde liegt; dann hilft oft eine psychotherapeutische Behandlung.

Der Körper verändert sich

Neben den vegetativ bedingten Beschwerden (→ Seite 24) treten während der Wechseljahre organische Begleiterscheinungen auf, die sich zum einen auf die normale körperliche »Abnutzung«, zum anderen auf die hormonellen Veränderungen zurückführen lassen.

Scheide

Bedingt durch den sinkenden Östrogenspiegel beginnen sich – meistens erst nach der Menopause (→ Seite 20) – Scheide und Scheidenschleimhaut zu verändern.
So wird während der fruchtbaren Jahre das Gewebe von Schamlippen, Scheide und Scheidenschleimhaut von den Geschlechtshormonen Östrogen und Progesteron (→ Seite 13) aufgebaut und erhalten. Mit nachlassender Hormonproduktion wird die Scheide kürzer und verliert an Elastizität, die Schamlippen werden dünner, die Scheidenmuskeln sind nicht mehr so fest. Auch das Gewebe der Scheidenschleimhaut wird dünner, empfindlicher und trockener: Während sie vor der Menopause bei sexueller Erregung – bedingt durch die stärkere Durchblutung – eine Flüssigkeit absondert, die die Scheide gleitfähig macht, läßt die Produktion dieses Scheidensekrets jetzt zunehmend nach. Juckreiz, das Gefühl von Brennen und Wundsein, aber auch wiederkehrende vaginale Infektionen können Ausdruck dieser Veränderungen sein.

Juckreiz, Brennen, Wundsein

32

Mehr als einem Drittel aller Frauen nach der Menopause macht vor allem die Trockenheit der Scheide zu schaffen: Sexueller Kontakt kann unangenehm oder sogar schmerzhaft werden, es kann zu Hautreizungen oder Blutungen kommen, und vielen geht dadurch die Freude an der Sexualität verloren (→ Seite 47). Vor allem Frauen, deren Eierstöcke operativ entfernt worden sind (→ Seite 22) und deren Hormonspiegel dadurch schnell und nachhaltig absinkt, leiden unter einer trockenen Scheide.

Fragen Sie Ihren Arzt

Das können Sie selbst tun

● Meiden Sie im Schritt einengende Kleidung, etwa enge Jeans; sie können zu unnötigen Hautreizungen führen. Tragen Sie möglichst nur Wäsche aus natürlichen Fasern, schlafen Sie nachts ohne Slip.

● Waschen Sie den Intimbereich nicht mit Seifen und chemisch hergestellten Duschgels, verzichten Sie auf Intimsprays und Scheidenspülungen; sie reizen Haut und Schleimhaut und können sie weiter austrocknen.

Selbsthilfe

● Um eine leichte (!) Scheideninfektion zu heilen, können Sie mit Bio-Joghurt getränkte Tampons dreimal täglich für etwa eine Stunde in die Scheide einführen. Dieses bewährte Hausmittel hilft, das bei Infektionen gestörte natürliche Säure-Base-Milieu der Scheide zu stabilisieren. Meiden Sie während dieser Zeit Zucker und Weißmehlprodukte in Ihrer Ernährung – diese Lebensmittel bringen das Säure-Base-Gleichgewicht ebenfalls durcheinander.

● Die störende Trockenheit der Scheide bei sexuellem Verkehr können Sie mit einem Gleitmittel in Creme- oder Geleeform (aus der Apotheke) ausgleichen.

● Bei starken Beschwerden kann Ihnen Ihr Arzt eine östrogenhaltige Vaginalcreme verschreiben, die auch die Spannkraft der Scheidenmuskulatur erhöht.

● Viel Bewegung (→ Seite 60) und eine spezielle Gymnastik – die Kegelübungen (→ Seite 64) – sind ebenfalls ausgezeichnete Hilfen, um die Scheidenmuskulatur zu trainieren und die Durchblutung der Scheidenwände anzuregen.

Blase und Gebärmutter

Die langsame Abnahme der Hormone ist auch Ursache für das langsame Erschlaffen des Gewebes von Blase, Harnröhre und Gebärmutter. Dies kann zu einer Senkung der Blase und der Gebärmutter bis in die Scheide hinein führen und kommt in den Wechseljahren verhältnismäßig oft vor. Unangenehmste Folge dieser Veränderung ist, daß beim Husten, Lachen oder Heben von Lasten unwillkürlich Harn abgehen kann (Harninkontinenz), die Häufigkeit des Wasserlassens und die Neigung zu Blasen- und Harnwegsinfektionen steigt.

Beschwerden

Knapp 50 Prozent aller Frauen sind von unfreiwilligem Harnabgang betroffen, dabei vor allem Frauen, deren Scheidenmuskulatur durch Geburten gedehnt wurde, die unter chronischer Verstopfung oder chronischem Husten leiden, zu Blaseninfektionen neigen oder bestimmte Medikamente (etwa gegen Bluthochdruck) nehmen. Übermäßiger Genuß von Kaffee, starkes Rauchen, Übergewicht, aber auch seelische Belastung oder eine Infektion von Blase oder Harnröhre – sie zeigt sich meist als Brennen beim oder nach dem Wasserlassen und als dauernder Drang, zu »müssen« – sind weitere Faktoren, die eine Harninkontinenz begünstigen.

Harn-inkontinenz

Wenn Ihr Arzt festgestellt hat, daß keine Blaseninfektion vorliegt, Sie aber weiter an Harninkontinenz leiden oder chronischen Harndrang verspüren, können Sie sich selbst helfen.

Zunächst zum Arzt

Das können Sie selbst tun

● Stärken Sie die Muskulatur des Beckenbodens mit regelmäßiger Bewegung (→ Seite 60) und Gymnastikübungen – dabei haben sich vor allem die Kegelübungen (→ Seite 64) als sehr wirksam erwiesen.

● Sorgen Sie für eine ausgewogene, ballaststoffreiche Ernährung (→ Seite 51). Damit stärken Sie Ihre Abwehrkräfte und können Verstopfung entgegenwirken.

Selbsthilfe

● Übergewicht »drückt« auf die Beckenorgane und kann somit Ihre Beschwerden verstärken. Wenn Sie Ihr Gewicht reduzieren möchten, versuchen Sie es mit der Umstellung Ihrer Ernährung (→ Seite 51), anstatt gesundheitsschädigende »Radikalkuren« durchzuführen.

- Trinken Sie so viel wie möglich (→ Seite 58) – am besten ist Mineralwasser; meiden Sie dagegen säurehaltige Getränke! Vor allem, wenn Sie immer wieder an Blasen- und Harnwegsinfektionen leiden, ist es wichtig, daß Sie viel trinken; Flüssigkeit ist ein ausgezeichnetes Mittel zum Ausspülen der Bakterien und anderer Krankheitskeime.

Genug trinken

- Heilpflanzen-Tees zur Stärkung der Blase und zur Linderung von Beschwerden finden Sie auf Seite 76.
- Auch seelische Verspannungen wirken sich auf die Blase aus. Versuchen Sie es einmal mit Akupressur (→ Seite 94).
- Wenn sich Blase und Gebärmutter sehr stark gesenkt haben, sprechen Sie mit Ihrem Arzt über die Möglichkeit eines chirurgischen Eingriffs, mit dem sich die übermäßige Senkung beheben läßt.

Haut und Schleimhaut

Die Haut ist »der Spiegel der Seele« – auf ihr zeigen sich Freude und Leid, Anspannung und Entspannung, drückt sich die Summe der Lebenserfahrungen in Kummer- und Lachfalten aus.

Auch Haut und Schleimhäute verändern sich im Lauf der Jahre – zum einen durch den natürlichen Alterungsprozeß, zum anderen dadurch, daß der Hormonspiegel sinkt.

Mit nachlassender Östrogen-Produktion verändern sich Struktur und Feuchtigkeitsgehalt der Haut, es wird weniger Kollagen und Elastin (→ Seite 15) gebildet, die das Bindegewebe der Haut stützen und festigen und sie geschmeidig erhalten. Sie wird nicht mehr so gut durchblutet, wird dünner, trockener, ist weniger elastisch, ihre Fähigkeit, Feuchtigkeit zu speichern, läßt zunehmend nach – die ersten Fältchen und Falten entstehen. Nach der Menopause können sich zunehmend Warzen, Muttermale und Leberflecken (auch »Altersflecken« genannt, eine Pigmentstörung der Haut) entwickeln.

Fältchen und Falten

Die Veränderung der Haut setzt allerdings schon lange Zeit vor den Wechseljahren ein: Bereits im Alter von 30 Jahren beginnt die Haut langsam an jugendlicher Spannkraft zu verlieren; auch Belastungen wie trockene Heizungsluft, intensive Sonnenbestrahlung oder häufige Gewichtsveränderungen (schnelles Abnehmen etwa durch radikale Diäten, nach denen man meistens schnell wieder zunimmt) setzen der Haut zu. Zu wenig körperliche Betätigung, falsche Ernährung, mangelnder Schlaf, Streß und starkes Rauchen fördern ebenfalls das vorzeitige Altern der Haut.

Mit zunehmendem Alter – meistens erst, wenn eine Frau in ihren »Sechzigern« ist – verändern sich auch die Schleimhäute von Mund und Nase. Sie werden dünner, trockener und können sich jetzt leichter entzünden, auch unangenehmer Juckreiz kommt häufig vor.

Viele Frauen betrachten die ersten Falten, sichtbare Zeichen des Älterwerdens, verständlicherweise mit gemischten Gefühlen. Sie können diese Veränderungen zwar nicht aufhalten, doch für eine schöne, gepflegte Haut läßt sich äußerlich wie innerlich einiges tun.

Das können Sie selbst tun

● Waschen Sie sich nur mit rückfettenden Seifen. Nach dem Duschen oder Baden empfiehlt sich regelmäßiges Eincremen mit einer feuchtigkeitsspendenden Lotion.

● Zur Reinigung und Pflege des Gesichts eignen sich Reinigungsmilch und Feuchtigkeitscreme, die auf Ihren Hauttyp abgestimmt sind. Besonders anfällig für Falten ist die feine Haut um die Augen und die Augenlider, für die es spezielle Augencremes gibt. Lassen Sie sich von einer Kosmetikerin beraten. Einige Anregungen zur natürlichen Haut- und Körperpflege finden Sie auf Seite 69.

● Schützen Sie sich im Sommer vor zuviel Sonne! Direkte Sonnenbestrahlung läßt die Haut schneller altern und fördert die Bildung von Leberflecken und Muttermalen. Verwenden Sie Sonnencremes mit hohem Lichtschutzfaktor.

● Machen Sie keine radikalen Abmagerungskuren (→ Seite 53)! Starke Gewichtsschwankungen wirken sich negativ auch auf das Bindegewebe aus und führen zu schnellerer Faltenbildung.

● Verzichten Sie auf Zigaretten – bei Raucherinnen kommt es früher zu Faltenbildung als bei Nichtraucherinnen.

● Essen Sie gesund! Richtige Ernährung (→ Seite 51) trägt erheblich zu einer schönen Haut bei. Auch die Verdauung ist wichtig; wenn Sie unter Verstopfung leiden, zeigt sich dies meist zuerst an Ihrer Haut!

Pflege von innen

● Genügend Schlaf ist ebenfalls ein Schönheitsmittel für Ihre Haut.

● Viel Bewegung (→ Seite 60) – vor allem an der frischen Luft – fördert die Durchblutung der Haut, sie bleibt straffer und elastischer.

Haar und Körperbehaarung

Manche Frauen bemerken während der Wechseljahre, daß ihr Haar dünner, manchmal auch glanzloser wird, und daß Achsel- und Schamhaare weniger werden; gleichzeitig kann die Gesichts- und Körperbehaarung zunehmen: Auf der Oberlippe, am Kinn und an den Wangen wächst zarter Flaum; auch an Armen und Beinen, manchmal sogar auf der Brust, wachsen plötzlich Härchen.

Diese Veränderungen sind ebenfalls eine Folge des veränderten Hormonhaushaltes: So, wie während der Pubertät die Zunahme der Geschlechtshormone die Scham- und Achselbehaarung gefördert hat, verursacht der sinkende Östrogenspiegel während der Wechseljahre das Dünnerwerden von Kopf-, Achsel- und Schamhaaren; gleichzeitig nehmen mit nachlassender Östrogenproduktion die männlichen Hormone – die Androgene – überhand und bewirken die »männliche« Körperbehaarung.

Fragen Sie Ihren Arzt um Rat

Neben den hormonellen Veränderungen gibt es eine Reihe weiterer Gründe wie falsche Ernährung, Krankheiten, die Einnahme von Medikamenten, trockene Heizungsluft oder starke Sonnenbestrahlung, aber auch seelische Anspannung oder Streß, die die Haare dünner, glanzloser oder spröde werden lassen.

Das können Sie selbst tun

● Achten Sie auf eine ausgewogene Ernährung, die genügend Vitamine und Mineralstoffe enthält (→ Seite 56).

● Pflegen Sie Ihr Haar mit schonenden Shampoos, gönnen Sie ihm regelmäßig eine Haarkur. Darüber hinaus gibt es

Selbsthilfe

Lassen Sie sich beraten speziell auf Frauen abgestimmte Präparate, die dem Haarausfall entgegenwirken, indem sie die Kopfhaut stimulieren und den Haarwuchs anregen. Diese Mittel müssen allerdings kurmäßig über mehrere Monate hinweg konsequent angewendet werden, um Erfolg zu haben. Lassen Sie sich von einem Apotheker oder einer Kosmetikerin beraten. Einige Tips zur Haarpflege finden Sie auf Seite 71.

● Achten Sie im Winter auf genügend Luftfeuchtigkeit in den Zimmern; schützen Sie Ihr Haar im Sommer mit einer Kopfbedeckung vor zuviel Sonne.

● Mit einem guten Haarschnitt oder eine Dauerwelle läßt sich gut kaschieren, daß das Haar dünner wird.

● Vergessen Sie nicht, daß es auch Ihren Haaren zugute kommt, wenn Sie sich entspannt und ausgeglichen fühlen!

● Zur Entfernung unerwünschter Körperbehaarung gibt es eine Reihe kosmetischer Methoden; auch hier kann Sie eine Kosmetikerin beraten.

● Stellen Sie starke Veränderungen an Haar und Körperbehaarung fest, sprechen Sie darüber mit Ihrem Arzt. Er klärt, ob vielleicht eine Krankheit oder ein Medikament die Ursache ist.

Brust

Form und Größe der Brust können sich während der Wechseljahre und danach verändern. Aufgrund der nachlassenden Östrogenproduktion, die seit der Pubertät das Drüsen-, Fett- und Fasergewebe der Brust gestützt hat (→ Seite 15), können die Brüste nun kleiner und flacher werden und ihre Festigkeit verlieren. Auch die Brustwarzen können sich verkleinern und ihre Fähigkeit, sich aufzurichten, kann verloren gehen.

Manche Frauen leiden sehr unter dieser Veränderung, nicht zuletzt, weil sie fürchten, daß durch diese Veränderungen ihre sexuelle Reaktionsfähigkeit eingeschränkt werden könnte. Diese Annahme ist jedoch unbegründet; weder Form noch Größe der Brust bestimmen die sexuelle Intensität. Versuchen Sie, Ihren Körper so anzunehmen, wie er ist, auch wenn er nicht mehr so »perfekt« aussehen mag wie früher – und freuen Sie sich an seinen Reaktionen.

Ohne Einfluß auf die Sexualität

Das können Sie selbst tun

● Um der Brust den notwendigen Halt zu geben, ist ein gut-sitzender BH jetzt wichtiger als »in jungen Jahren«.

● Viel Bewegung (→ Seite 60) und Gymnastik (→ Seite 64)
sind die beste Möglichkeit, um die Muskeln von Brust und
Oberarmen fest und elastisch zu erhalten und ihre Durchblutung zu fördern.

● Auch regelmäßige heiß-kalte Wechselduschen und Wasseranwendungen nach Kneipp (→ Seite 84) regen die Durchblutung von Haut und Gewebe der Brust an.

Selbsthilfe

Osteoporose – die schleichende Krankheit

Eine der weitestreichenden Folgen der Hormonveränderun-
gen ist die mit Recht gefürchtete Osteoporose (griechisch
Osteoporose = »brüchige Knochen«). Mehr als sechs Millio-
nen Menschen, davon etwa 75 Prozent Frauen, sind heute
in Deutschland durch diese schleichende Krankheit gefährdet – und die Tendenz ist steigend.

Wie kommt es zu Osteoporose?

Das menschliche Skelett besteht aus 206 Knochen, die dem
Körper Halt geben und ihm Bewegung ermöglichen. Jeder
dieser Knochen besitzt Zellen sowohl für den Aufbau von
Knochenmasse (Osteoblasten) als auch für den Abbau
(Osteoklasten). In jungen Jahren überwiegt der Aufbau,
doch schon vom 35. Lebensjahr an beginnt der zunächst
sehr langsame Knochenabbau, büßt jeder Mensch jährlich
etwa zwischen 0,5 bis 1,5 Prozent seiner Knochenmasse
ein.

Frauen nach der Menopause sind besonders davon betroffen, weil die Bildung von Östrogenen, die maßgeblich zur
Steuerung des Knochenstoffwechsels beitragen, nachläßt,
wodurch verstärkt Knochenmasse abgebaut wird. Die
Östrogene bewirken – vereinfacht ausgedrückt –, daß genügend Kalzium für Aufbau und Erneuerung der Knochen in
den Knochen gespeichert wird, indem sie dafür sorgen, daß
die Nieren das mit der Nahrung aufgenommene Kalzium
nicht vorzeitig über den Urin abgeben; zudem fördern sie

»Brüchige Knochen«

Gefahr nach der Menopause

39

den Aufbau von Kollagen (→ Seite 15), das im Stützgewebe der Knochen enthalten ist. Sinkt der Hormonspiegel, gerät diese Regulation aus dem Gleichgewicht. Der Organismus scheidet (mit dem Urin) plötzlich mehr Kalzium aus, als er (mit der Nahrung) aufnimmt; es kommt zu Kalziummangel.

Kalzium-mangel

Der Mineralstoff Kalzium aber ist – neben Eiweiß, Aminosäuren, den Mineralstoffen Phosphor und Magnesium sowie den Spurenelementen Zink, Silicium, Fluor, Mangan und Molybdän (→ Seite 56) – wichtigster Bestandteil der Knochen; etwa 99 Prozent des gesamten »Kalziumumschlags« im Organismus wird für die Knochen gebraucht. Nur ein minimaler Kalziumanteil, der allerdings immer gleich hoch sein muß, wird im Blut gespeichert und unterstützt von dort aus lebenswichtige Funktionen wie etwa die Blutgerinnung oder die Übertragung von Nervenreizen auf Organe und Muskeln. Schon bei geringfügigem Absinken des Kalziumgehalts im Blut muß der Organismus, um diesen Mangel auszugleichen und funktionsfähig zu bleiben, auf die Kalziumspeicher der Knochen zurückgreifen.

Neben dem vermehrten Ausscheiden von Kalzium aufgrund des sinkenden Östrogenspiegels kann Kalziummangel dadurch verstärkt werden,

● daß dem Organismus mit der Nahrung zuwenig Kalzium zugeführt wird, aber zuviel Phosphor, etwa durch Cola-Getränke (→ Seite 59), der die Einlagerung von Kalzium in die Knochen verhindert;

● daß der Organismus das Kalzium aus der Nahrung nicht aufnehmen kann (etwa bei Krankheiten des Darms und der Bauchspeicheldrüse oder bei Langzeitbehandlung mit bestimmten Medikamenten wie etwa Kortison oder Antibiotika) oder

Das verstärkt den Kalzium-mangel

● daß dem Organismus Vitamin D fehlt, das für die Aufnahme von Kalzium und dessen Einbau in die Knochen unerläßlich ist.

Wird nun den Knochen über längere Zeit immer wieder Kalzium entzogen – der medizinische Ausdruck dafür lautet »Demineralisierung« –, werden sie zunehmend poröser und damit anfällig für Knochenbrüche, zum Beispiel an Oberschenkelhals und Handgelenken. Vor allem im Alter – etwa vom 70. Lebensjahr an – kommt es vermehrt zu Knochenbrüchen, wobei Frauen etwa dreimal häufiger betroffen sind als Männer. Zwar sind auch Männer im höheren Lebensalter durch den Abbau des männlichen Geschlechtshormons Testosteron anfällig für Osteoporose, jedoch längst nicht in so starkem Maße wie Frauen.

Folge: Knochenbrüche

Folgen dieser Brüche können schwerwiegende Einschränkungen in der Beweglichkeit sein und für ein Viertel der betroffenen Frauen dauernde Pflegebedürftigkeit bedeuten. Etwa zehn Prozent dieser Patientinnen sterben innerhalb eines Jahres nach einem Bruch an Komplikationen wie Lungenentzündung und Embolie.

Eine weitere Folge des Kalziummangels: Die Knochenbälkchen – kleine Knochengerüste, die zum Beispiel für die Stabilität der Wirbelsäule verantwortlich sind und ihr Gewicht tragen – werden zunehmend poröser und brechen schließlich unter der Last der Wirbelsäule in sich zusammen. Äußerlich läßt sich dies an der gebückteren Haltung und dem Rundrücken – dem »Witwenbuckel« – mancher Frauen in ihren späteren Jahren erkennen sowie an der Veränderung der Körpergröße; im Alter können die Betroffenen um bis zu 20 Zentimeter kleiner werden. Darüber hinaus machen sich diese kleinsten Brüche an der Wirbelsäule meist als schmerzhafte Rückenbeschwerden bemerkbar – oft das erste spürbare Zeichen der Osteoporose. Die Rückenschmerzen wiederum führen zu Verspannung und Verkrampfung, schmerzauslösende Bewegungen werden vermieden (»Schonhaltung«) und die Beweglichkeit nimmt ab – ein »Teufelskreis«, der den Abbau von Knochenmasse zusätzlich fördert, weil körperliche Bewegung von großer Bedeutung für den Erhalt der Knochen ist (→ Seite 60).

»Witwenbuckel«

Die Tatsache, daß Frauen nach der Menopause besonders stark gefährdet sind, hängt damit zusammen, daß sie die ersten Symptome des vor allem in den ersten drei Jahren nach der Menopause auftretenden Knochenschwunds – in dieser Zeit verlieren sie etwa 15 Prozent an Knochenmasse! – meistens nicht rechtzeitig bemerken. Ist die Osteoporose aber erst einmal soweit fortgeschritten, daß es zu äußeren oder inneren Knochenbrüchen kommt, ist wertvolle Zeit ver-

Früherkennung ist wichtig

Zum Arzt

gangen. Dann kann eine vom Arzt individuell angepaßte Hormontherapie (→ Seite 99) oder die Einnahme von speziellen Kalziumpräparaten den weiteren Knochenabbau zwar aufhalten, jedoch bereits eingetretene Schäden nur noch geringfügig ausgleichen.

Es ist also sehr wichtig, diese schleichende Krankheit so früh wie möglich zu erkennen und ihr auf die richtige Weise rechtzeitig vorzubeugen.

Es gibt Frauen, die ein erhöhtes Risiko tragen, an Osteoporose zu erkranken; zu ihnen zählen

● Frauen, in deren Familie (Großmutter und Mutter) Osteoporose aufgetreten ist.

● Sehr schlanke, zierliche Frauen mit »knabenhafter« Figur oder Frauen mit Untergewicht (→ Seite 52).

● Frauen mit heller, »durchscheinender« Haut und blonden Haaren.

● Frauen, bei denen die Menopause sehr früh eingetreten ist oder deren Eierstöcke vor der Menopause operativ entfernt wurden (→ Seite 22), deren Östrogenspiegel also frühzeitig abnimmt.

Risikogruppen

Darüber hinaus gibt es einige Risikofaktoren, die zur Entstehung von Osteoporose beitragen:

● Unausgewogene Ernährung, die zu wenig Kalzium, aber zuviel Phosphor enthält (→ Seite 56); Mangel an Vitamin C und D.

Risikofaktoren

● Übermäßiger Genuß von Kaffee, Cola-Getränken und Alkohol.

● Übergewicht, das die Knochen zusätzlich belastet.

● Rauchen – bei Raucherinnen beginnen die Wechseljahre im Durchschnitt etwa zwei Jahre früher und der Hormonschutz nimmt schneller ab.

● Längerfristige Einnahme von Medikamenten wie Kortison.

● Bestimmte Dünndarmerkrankungen, bei denen die Aufnahme von Kalzium aus der Nahrung gestört ist.

● Chronische Erkrankungen der Nieren oder bei Überfunktion der Schilddrüse.

● Wenig oder gar keine körperliche Betätigung.

So können Sie vorbeugen

Diese Aufzählung zeigt, daß Sie selbst viel zur Vorbeugung von Osteoporose unternehmen können:

● Wenn Sie nach eigener Einschätzung meinen, zur Osteoporose-»Risikogruppe« zu gehören, sprechen Sie bitte baldmöglichst mit Ihrem Arzt. Mit neuen Diagnosemethoden läßt sich schon eine beginnende Osteoporose erkennen; dazu gehören zum einen die Messung der Knochendichte mit Hilfe von Röntgenuntersuchungen, zum anderen eine Untersuchung des Urins, die Veränderungen des Knochenstoffwechsels zeigen kann. Adressen von Einrichtungen zur Früherkennung der Osteoporose finden Sie auf Seite 107.

Ärztliche Untersuchung

● Achten Sie vor allem auf eine ausgewogene Ernährung (→ Seite 55), die genügend Kalzium (1500 mg/Tag) und Vitamin D (400 i.E./Tag) enthält, aber nicht zuviel tierisches Eiweiß (→ Seite 56) und Phosphor (800 mg/Tag). – »Tanken« Sie im Sommer genügend Sonne; auch Sonnenlicht fördert die Bildung von Vitamin D.

Worauf Sie achten sollten

● Vorsicht bei den »Kalziumräubern« Kaffee und Alkohol. Verzichten Sie möglichst auf die stark phosphorhaltigen Cola-Getränke (→ Seite 59).

● Wenn Sie übergewichtig sind und abnehmen möchten, stellen Sie Ihre Ernährung langsam um; machen Sie auf keinen Fall Radikalkuren, bei denen es häufig zu Mangelerscheinungen kommt (→ Seite 53).

● Versuchen Sie, das Rauchen einzuschränken oder aufzugeben.

● Wenn Sie regelmäßig Medikamente einnehmen müssen, die den Abbau von Kalzium fördern (→ Seite 40), sprechen Sie mit Ihrem Arzt über mögliche Alternativen.

● Regelmäßige Bewegung trägt erheblich zur Stärkung der Knochen bei und fördert die Durchblutung des Knochengewebes! Auf Seite 62 stelle ich Ihnen eine Vielzahl von Möglichkeiten vor.

● Wenn Sie bereits an Osteoporose erkrankt sind, sprechen Sie mit Ihrem Arzt über eine auf Ihre Beschwerden abgestimmte Bewegungstherapie; dadurch lassen sich bis zu einem gewissen Grad sogar vorhandene Schäden beheben.

Bewegungstherapie

Risiko: Herz-Kreislauf-Erkrankungen

Eine weiteres, nicht zu unterschätzendes Gesundheitsrisiko sind die nach der Menopause zunehmenden Herz-Kreislauf-Erkrankungen und ihre Folgeerscheinungen.

Bekannt ist, daß Frauen vor den Wechseljahren weit seltener als Männer von Atherosklerose (= Arteriosklerose, auch Arterienverkalkung genannt) und ihren möglichen Folgen, vor allem Bluthochdruck, Herzinfarkt und Schlaganfall, betroffen sind: So ist etwa das Risiko für Männer, im Alter zwischen 30 und 40 Jahren einen Herzinfarkt zu bekommen, im Durchschnitt 20mal höher als bei Frauen gleichen Alters. **Gefahr nach der Menopause** Nach der Menopause jedoch steigt das Herzinfarktrisiko für Frauen zunehmend an, bis es sich schließlich im Alter – vom 70. Lebensjahr an – dem der Männer angeglichen hat.

Ursache auch dafür ist – neben dem natürlichen Alterungsprozeß des gesamten Organismus – der sinkende Ostrogenspiegel. Östrogene schützen die Adern (Arterien) vor Ablagerungen, die durch das »schlechte« Cholesterin (LDL-Cholesterin) entstehen: Sie sorgen für eine Konzentration des »guten« Cholesterins (HDL-Cholesterin) im Blut, das diesen Ablagerungen entgegenwirkt. (Neben den Triglyceriden ist Cholesterin das wichtigste Blutfett.) **Östrogen und Cholesterin**

Je weiter der Östrogenspiegel sinkt, desto mehr nimmt das »schlechte« Cholesterin überhand, es kommt zu vermehrten Ablagerungen in den Gefäßen, die sich verengen – die Folge sind mögliche Durchblutungsstörungen im ganzen Körper oder der Verschluß einer Arterie. Treten etwa Durchblutungsstörungen und Arterienverschluß im Bereich des Herzens oder im Herzen auf, kann ein Herzinfarkt die Folge sein; wird das Gehirn nur noch schlecht durchblutet und kommt es in diesem Bereich zu einem Arterienverschluß, kann dies zu einem Schlaganfall führen.

Risiko-faktoren Natürlich gibt es neben der nachlassenden Hormonproduktion weitere Ursachen, die eine Entstehung von Atherosklerose fördern: falsche Ernährung, mangelnde Bewegung, Übergewicht, Rauchen, Streß, Stoffwechselerkrankungen wie die Zuckerkrankheit (Diabetes mellitus) oder Fettstoffwechselstörungen.

44

So können Sie vorbeugen

Aus diesen Gründen gilt auch hier, den nach den Wechseljahren wegfallenden Hormonschutz durch Vorbeugemaßnahmen so weit wie möglich selbst auszugleichen:

● Sorgen Sie für eine ausgewogene Ernährung (→ Seite 51) und gute Verdauung.

● Reduzieren Sie, wenn nötig, langsam Ihr Übergewicht (→ Seite 52).

● Verzichten Sie auf Zigaretten.

● Genießen Sie Kaffee und Alkohol in Maßen (→ Seite 59).

● Bewegen Sie sich regelmäßig (→ Seite 60)!

● Versuchen Sie, Streß und Hektik auszugleichen, etwa mit Hilfe von Entspannungsübungen (→ Seite 97) oder Yoga und Meditation (→ Seite 95).

● Lassen Sie vom Arzt regelmäßig Ihren Blutdruck und die Blutfettwerte (Cholesterin und Triglyceride) kontrollieren.

Das können Sie selbst tun

Vorsorge – jetzt wichtiger denn je!

Körperliche Veränderungen während der Wechseljahre beeinflussen den gesamten Organismus auf tiefgreifende Weise. Deshalb ist es sehr wichtig, regelmäßig die von den Krankenkassen angebotenen jährlichen Vorsorgeuntersuchungen wahrzunehmen, um schweren Erkrankungen rechtzeitig vorbeugen zu können. Zu ihnen zählen vor allem Krebs, Osteoporose, Atherosklerose, Bluthochdruck und Herz-Kreislauf-Erkrankungen.

Leider scheuen sich viele Frauen davor, diese Untersuchungen machen zu lassen, obwohl der Preis, den sie dafür zahlen, oft sehr hoch ist: der Verlust ihrer Gesundheit und ihrer Vitalität.

Ihrer Gesundheit zuliebe!

● Deshalb: Gehen Sie bitte, auch wenn Sie sich gesund fühlen, mindestens einmal jährlich zu den Vorsorgeuntersuchungen.

● Fühlen Sie sich außerhalb dieser jährlichen Frist in irgendeiner Weise in Ihrem Wohlbefinden beeinträchtigt, gehen Sie bitte gleich zu Ihrem Arzt (→ Seite 74).

Das können Sie für sich selbst tun

Zusammen-
spiel –

Die Schilderung der durch die Wechseljahre bedingten Veränderungen hat Ihnen sicher bewußt gemacht, wie eng Körper und Seele miteinander verbunden sind, wie sehr sie einander beeinflussen: Manche Veränderungen werden überhaupt erst dann zur Ursache von körperlichen Beschwerden, wenn die Seele nicht »mitspielt«, ein seelisches Tief kann viel dazu beitragen, das körperliche Wohlbefinden empfindlich zu stören. Umgekehrt aber – und das sollten wir nicht vergessen – gilt genauso: Ein seelisch ausgeglichener Mensch fühlt sich in der Regel rundherum wohl!

– von Körper
und Seele

Deshalb möchte ich noch einmal betonen: Sie können selbst sehr viel tun, um altersbedingte Veränderungen nicht als Beeinträchtigung Ihrer körperlichen und seelischen Gesundheit zu erleben, sondern als einen natürlichen Entwicklungsprozeß, der Sie in den nächsten Lebensabschnitt führt.

Neue Aufgaben, neue Ziele

Wandel
gehört zum
Leben

Alle Frauen wissen, daß sich eines Tages ihr Leben als Mutter, als Hausfrau, als berufstätige Frau ändert: weil die Kinder selbständig werden und aus dem Haus gehen; weil der Mann die Position erreicht hat, die er angestrebt und für die sie vielleicht mitgearbeitet und mitgedacht hat; weil sie, die ihr Leben lang berufstätig war, jetzt die Verantwortung an Jüngere abgeben muß.

Wir also wissen alle um Veränderungen, die unser Leben mit sich bringt – und werden doch von ihnen überrascht.

Wohl weil sie sich eher unmerklich vollziehen, nehmen wir Veränderungen nicht wirklich wahr, weil wir als Mutter, Hausfrau, Berufstätige so in unseren Alltag »eingespannt« sind, daß wir keine Zeit haben – oder sie uns nicht nehmen –, uns darauf wirklich vorzubereiten. Weil wir in einer Zeit leben, in der »Jugendlichkeit« so hoch – zu hoch – bewertet wird, und es deshalb nicht eben einfach ist, sichtbare Zeichen des Älterwerdens anzunehmen.

Und »plötzlich«, als käme es über Nacht, stehen wir vor der Tatsache, daß es keine Notwendigkeit mehr gibt, uns um so vieles zu kümmern, für so vieles die Verantwortung zu übernehmen, zu Hause oder am Arbeitsplatz – »plötzlich« entstehen Freiräume, Freizeit, Freiheit. Und alles das ist ungewohnt.

Auch wenn den meisten von uns die Entlastung willkommen ist: Viele Frauen stehen dieser ungewohnten, dieser neuen Situation zunächst eher ratlos gegenüber, oft auch angstvoll. Manche »klammern« sich vielleicht an die Kinder, den Partner, die berufliche Verantwortung. Andere verfallen in hektische Aktivität oder aber ziehen sich in sich selbst zurück, fühlen sich mutlos und deprimiert. Sie alle – und es ist nur allzu verständlich – möchten das »Loch« nicht sehen und am liebsten auch nicht spüren, das in ihrem Alltag, vielleicht auch in ihrem Selbstverständnis entstanden ist.

Die »neue Freiheit« –

Diese »Krise« aber, die wir wohl alle erleben, ist nichts anderes als die Schwierigkeit, einzusehen, daß wir etwas so Natürliches, wie es altersbedingte Veränderungen nun einmal sind, auf natürliche, auf selbstverständliche Weise annehmen müssen.

– eine Chance –

Es ist eine Chance, die uns »vom Leben« geboten wird, eine Chance, uns weiterzuentwickeln, neue Ziele, neue Aufgaben zu finden, eine Chance, die wir mit Entschlossenheit und mit Selbstvertrauen in die eigenen Kräfte erkennen und ergreifen sollten.

Partnerschaft und Sexualität neu entdecken

Noch vor nicht allzu langer Zeit galt Sexualität im »fortgeschrittenen« Alter als etwas Ungehöriges. Um es überspitzt auszudrücken: Spätestens mit Beginn der Wechseljahre hatte die Frau ihre »ehelichen Pflichten« erfüllt, ihre Kinder geboren und großgezogen, um nun »in Würde« alt zu werden. Zum Glück gehört diese extrem körperfeindliche Einstellung der Vergangenheit an.

– auch für die Sexualität

Die Natur hat zwar die fortpflanzungsfähige Periode einer Frau zeitlich begrenzt, nicht jedoch ihre sexuelle Aktivität und Genußfähigkeit. Im Gegenteil: Viele Frauen finden jetzt eine völlig neue Erfüllung, frei von der Furcht vor uner-

47

wünschter Schwangerschaft und dem ständigen Zwang zur Empfängnisverhütung, vertieft durch die Erfahrung, die ihnen in jungen Jahren fehlte, und verschönt durch mehr Gelassenheit.

Viele Untersuchungen zeigen, daß dieser Genuß nicht durch das Alter eingeschränkt wird – gut zwei Drittel aller Frauen, die einen Partner haben, sind in ihren »Sechzigern« und darüber hinaus mehr oder weniger regelmäßig sexuell aktiv.

Sexualität angstfrei leben

Wenn die Freude an der Sexualität während der Wechseljahre oder danach schwindet, sind vor allem seelische Ursachen der Grund: Nicht wenige Frauen haben Angst, daß sich altersbedingte körperliche Veränderungen auf ihre Weiblichkeit, ihre Sexualität negativ auswirken könnten; daß sie für ihren Partner nicht mehr anziehend genug sind und ihn deshalb möglicherweise verlieren.

Diese Angst kann dazu führen, daß sie – meist unbewußt – äußerlich nicht mehr allzu sorgfältig auf sich achten, sich vielleicht sogar vernachlässigen, »weil es jetzt ja doch nicht mehr darauf ankommt«. Die Folge ist, daß sie sich selbst als »graue Maus« fühlen, damit tatsächlich weniger anziehend sind als früher – und so ihre Befürchtungen bestätigt sehen.

Bei manchen Paaren kommt hinzu, daß sich nach vielen Jahren des Zusammenlebens eine gewisse Routine eingeschlichen hat, und die gegenseitige Anziehung abnimmt oder verloren geht.

Um diesen »Teufelskreis« zu durchbrechen, aber auch, um ihn gar nicht erst entstehen zu lassen, sind viel Selbstvertrauen, Offenheit und Phantasie erforderlich – und die liebevolle Unterstützung durch den Partner. Vor allem Frauen fällt es – bedingt durch Erziehung und gesellschaftliche Normen – häufig schwer, eigene Wünsche zu äußern, sich selbst so anzunehmen, wie sie sind, also nicht dem Idealbild »der Frau« entsprechen zu wollen. Das Bild aber, das eine Frau von sich selbst hat, bestimmt, wie sie sich und die Welt erlebt – auch Partnerschaft und Sexualität.

Der Partner kann helfen

Ebenso können körperliche Ursachen der Grund für nachlassendes sexuelles Interesse sein. So nimmt man an, daß sich mit der Abnahme der Geschlechtshormone auch die sexuelle Lust, die Libido, verringert; ein eindeutiger Zusam-

menhang zwischen dem Abnehmen der Östrogenproduktion in den Wechseljahren und sexuellem Desinteresse konn-
te bisher jedoch nicht festgestellt werden. Eher sind es die
Veränderungen in der Scheide (→ Seite 32), die dazu führen,
daß die Freude an der Sexualität abnimmt.

Auch um diese Schwierigkeiten zu überwinden, ist die ein-
fühlsame und verständnisvolle Hilfe des Partners notwendig
– für manches Paar eine Gelegenheit, sich gegenseitig wieder neu zu entdecken und zu erfahren, daß Sexualität und
Zärtlichkeit mehr denn je eine Quelle der Lebensfreude sein
können.

Die kreativen Kräfte wecken

Viele Frauen hatten in den Jahren, in denen sie für die Familie sorgten und im Beruf eingespannt waren, oft wenig oder
keine Zeit, eigenen Interessen nachzugehen, wie es vor Ehe
und Familienleben selbstverständlich war.

Vielleicht haben Sie früher gemalt, getanzt, ein Musikinstru-
ment gespielt oder in einem Chor gesungen, in einer Thea-
tergruppe mitgemacht, sich politischen oder sozialen Zielen
gewidmet – Dinge, die Ihnen wichtig waren und die Ihnen
Spaß gemacht haben, die Sie aber im Lauf der Jahre mehr
und mehr in den Hintergrund schieben mußten, bis sie
schließlich vergessen waren.

Sich eigenen Interessen widmen

Warum sollten Sie sich nicht jetzt den eigenen Interessen
wieder mit der gleichen Begeisterung widmen wie früher?
Vielleicht haben sich alte Vorlieben zugunsten neuer geän-
dert, sind Ihnen andere Dinge inzwischen wichtiger geworden – das Spektrum der Möglichkeiten, sich selbst schöpfe-
risch zu erleben, kreativ zu sein, Neues zu lernen und auszu-
probieren, hat viele Farben!

Lassen Sie sich anregen

Vielleicht inspiriert Sie das Programm der Volkshochschulen
zu neuen Ideen – sei es Tanzen, Malen oder Musizieren,
Töpfern oder Theaterspielen, seien es Sprachkurse zum
Auffrischen alter Kenntnisse oder um eine neue Sprache zu
lernen, Gesprächskreise zu politischen und sozialen Anlie-
gen oder zu Umweltthemen, Kurse, die sich mit Literatur

**Etwas tun –
mit Elan
und Freude**

oder Philosophie befassen, in denen Sie fotografieren lernen oder batiken – die Möglichkeiten sind schier unbegrenzt. Als Gasthörerin können Sie sich an vielen Universitäten einschreiben und Vorlesungen besuchen, bei Umweltgruppen wie Greenpeace oder in Selbsthilfegruppen Ihres Stadtviertels aktiv werden – oft genügt schon ein Blick in die Zeitung, um zu sehen, wieviel Initiative und Hilfe gebraucht werden.

Der Wiedereinstieg in den Beruf

Für viele Frauen, die ihren Beruf der Familie wegen aufgegeben haben, stellt sich jetzt vielleicht das Problem der Wiedereingliederung in das Berufsleben – in Zeiten hoher Arbeitslosigkeit sicher keine einfache Aufgabe.

Hinzu kommt, daß lange Zeit die Bedeutung einer guten Ausbildung für Frauen unterschätzt wurde, mit der Folge, daß nur wenige Frauen, die jahrelang nicht im Beruf waren, genügend qualifiziert sind, um jetzt wieder eine sie ausfüllende Arbeit zu finden. Unzureichende Ausbildung ist häufig auch der Grund, warum nur wenige Frauen wieder in ihren alten Beruf zurückkehren möchten; nicht selten haben Frauen überhaupt keine Berufsausbildung, oder aber ihre frühere Ausbildung ist heute der technischen Weiterentwicklung wegen »überholt«.

Doch um sich weiterzubilden, eine Schule zu besuchen und Neues zu lernen, ist es nie zu spät. Gerade wenn Sie sich lange ausschließlich als Hausfrau und Mutter erlebt haben, kann das Ziel, eine Arbeit zu finden, die Ihnen Freude macht, oder eine fehlende Ausbildung nachzuholen, sehr viel zu Ihrem neuen Selbstwertgefühl beitragen.

**Zum Lernen
ist es
nie zu spät**

Zum Glück gibt es inzwischen – zumindest in größeren Städten – eine Reihe von Hilfen zum beruflichen Wiedereinstieg für Frauen in den Wechseljahren. Auf Seite 107 finden Sie Adressen von Institutionen, die Ihnen Hinweise geben, wohin Sie sich wenden können. Auch bei den Berufsberatern der Arbeitsämter können Sie sich erkundigen, welche Weiterbildungs- oder Umschulungsmöglichkeiten Ihnen offen stehen.

**Hilfe und
Information**

Gemeinsam ein neues Selbstverständnis entwickeln – Wechseljahrsgruppen

Manchen Frauen hilft es zu sehen, daß es anderen in der gleichen Situation ähnlich ergeht wie ihnen. Aus diesem Grund haben sich in den letzten Jahren in vielen Städten Gruppen gebildet, in denen sich Frauen treffen, um sich auszutauschen und sich bei Problemen gegenseitig zu helfen und zu bestärken. In Frauengesundheitszentren und bei einigen Beratungsstellen von Pro Familia finden Sie solche Gruppen (→ Adressen Seite 108). Auch von vielen Volkshochschulen werden Gesprächsgruppen und Kurse angeboten, die sich vor allem an Frauen in den Wechseljahren wenden. Wenn Sie keine Frauengruppe in Ihrer Nähe finden, die Ihnen das gibt, was Sie brauchen, können Sie selbst eine solche Gruppe gründen. Auf Seite 108 finden Sie die Adressen, die Ihnen Informationsmaterial zur Gründung und Organisation einer Gruppe zuschicken.

Gespräche können helfen

Wichtig: Gutes essen und gut essen

Im Kapitel »Beschwerden und ihre Behandlung« (→ Seite 24) habe ich bereits darauf hingewiesen, wie sehr eine ausgewogene Ernährung dazu beiträgt, gesund zu bleiben und Beschwerden oder Erkrankungen in den Wechseljahren vorzubeugen. Oft aber vergessen wir in der Hektik des Alltags, daß es unser Körper ist, der uns leistungsfähig erhält und deshalb »verdient«, auf bestmögliche Weise unterstützt, das heißt, mit allen notwendigen Nährstoffen versorgt zu werden. Sich ausgewogen zu ernähren bedeutet jedoch nicht, sich langweilig zu ernähren – im Gegenteil: Auf wertvolle, abwechslungsreiche Ernährung zu achten macht Spaß und hält Sie gesund, vital und schön.
Und: Essen ist, ebenso wie Schlafen oder Sexualität, eines unserer »Urbedürfnisse«, das »Leib und Seele« zusammenhält – eine Tatsache, die wir häufig zu wenig beachten: Nicht nur Gutes zu essen, sondern auch gut zu essen trägt viel zu innerer Ausgeglichenheit bei.

Dem Körper geben, was er braucht

Ihr »Wohlfühlgewicht«

Viele Frauen bekommen während der Wechseljahre und danach Gewichtsprobleme – selbst Frauen, die zuvor nie mit überflüssigen Pfunden zu »kämpfen« hatten.

Übergewicht vorbeugen

Dies ist zum einen darauf zurückzuführen, daß sich vom 35. Lebensjahr an die Stoffwechselrate des Körpers jährlich um einhalb bis ein Prozent verlangsamt, das heißt, der Organismus verbraucht mit zunehmendem Alter weniger Kalorien (→ Seite 54) und wandelt überschüssige Kalorien in Fett um, wodurch ungeliebte Polster entstehen.

Zum anderen verschiebt sich, vor allem bei wenig körperlicher Bewegung, im Verlauf des natürlichen Alterungsprozesses das Verhältnis von Muskeln und Körperfett, das heißt, die Muskelmasse nimmt ab, dafür wird schneller Körperfett gebildet – eine weitere Ursache, warum viele Frauen nach den Wechseljahren mit ihrer Figur unzufrieden sind.

Um sich also vor überflüssigen Pfunden zu schützen, sollten Sie einige Dinge beherzigen:

Das alles können Sie tun

● Essen Sie weniger, dafür aber bewußt; der Körper muß trotz verringerter Kalorienzufuhr weiterhin alle notwendigen Nährstoffe (→ Seite 55) in ausreichendem Maß bekommen. (Ein Anhaltspunkt: Eine gesunde Frau von 45 Jahren mit einem Gewicht von 60 kg braucht – je nach Konstitution und ihrer körperlichen Bewegung entsprechend – täglich zwischen 1800 und 2200 Kalorien).

● Sorgen Sie für ausreichend Bewegung (→ Seite 60)! Sie fördert sowohl die Umsetzung der Nahrung im Körper als auch die Verdauung, sie verhindert, daß Muskelmasse abgebaut wird und hilft beim »Verbrennen« überschüssiger Kalorien, beugt also Übergewicht vor.

Gerade für Frauen in den Wechseljahren ist es wichtig, das Gewicht zu halten, mit dem sie sich wohlfühlen. Übergewicht kann nicht nur das Selbstbewußtsein »untergraben«, sondern ist auch Ursache von Beschwerden und sogar ernsthaften Erkrankungen.

Beschwerden vorbeugen

Viele Frauen quälen sich mit jahrelangen, immer wieder wechselnden Diäten und dauerndem Kalorienzählen, um endlich auf das Gewicht zu kommen, das ihnen als ideal erscheint. Aber auch hier sind Extreme nicht gesund: Frauen, die zu dünn sind, fördern damit den vorzeitigen Beginn der Wechseljahre, außerdem kann ein zu geringes Körpergewicht zu ernsten Erkrankungen wie Osteoporose (→ Seite 39) beitragen. Und ständiges Kalorienzählen trägt sicherlich auch nicht gerade dazu bei, das Essen zu genießen.

Wo aber liegt das gesunde »Mittelmaß«?

Das individuelle »Wohlfühlgewicht« läßt sich nur annäherungsweise in Zahlen ausdrücken: Früher sprach man vom »Normalgewicht« (Körpergröße in Zentimetern minus 100 = Gewicht in Kilogramm) und vom »Idealgewicht« (Normalgewicht minus 15 Prozent für Frauen, minus 10 Prozent für Männer); mittlerweile ist man von dieser eher strengen Regelung abgekommen. Das »Idealgewicht« kann bei einem von Natur aus rundlichen Typ mit »schwerem« Knochenbau durchaus etwas höher liegen als bei einer gleichgroßen, aber zierlichen Frau mit »zartem« Knochenbau. Wichtig ist allein, daß Sie sich mit Ihrem Gewicht wohlfühlen.

Sie müssen sich wohlfühlen

Wenn das Gewicht allerdings um mehr als 25 Prozent über dem genannten Richtwert des Normalgewichts liegt, spricht man von Übergewicht, das vor allem aus gesundheitlichen Gründen reduziert werden sollte.

Keine Radikalkuren!

Machen Sie jedoch bitte keine radikalen Hungerkuren, um abzunehmen! Immer wieder werden in den Medien Diäten angepriesen, bei denen man angeblich fünf Pfund pro Woche oder mehr an Gewicht verliert. Doch nach all diesen Hungerkuren kommt es in der Regel schnell wieder zu einer Gewichtszunahme. Dieses stete Rauf, Runter, Rauf wird »Jo-Jo-Effekt« genannt.

Jo-Jo-Effekt

So entwickelt sich diese Art von Teufelskreis:

● Bei einer Gewichtsreduktion verliert der Körper zunächst Wasser, dann Fett und schließlich Muskelmasse.

● Während der Radikalkur beginnt der Organismus sehr schnell, das wenige, das ihm zugeführt wird, so optimal wie möglich zu verwerten, um doch noch »zu seinem Recht« zu kommen.

● Diese Art der intensiven Verwertung behält er bei, wenn er nach dem Hungern wieder normale Essensmengen bekommt, die dann natürlich ein »Zuviel« bedeuten. Dieses Zuviel an Nahrung wird als Fett eingelagert.

● Da während der »Diät« vor allem Fett, je nach Kurdauer aber auch einiges an Muskelmasse verlorengegangen ist, verändert sich das ohnehin durch den Alterungsprozeß verschobene Verhältnis von Muskelmasse und Körperfett. Das heißt: Die durch die Radikalkur verlorene Muskelmasse ersetzt der Organismus nun verstärkt durch Fett.

Diesem Teufelskreis entgehen Sie auf einfache Weise:

Drei einfache Regeln

● Reduzieren Sie die tägliche Kalorienzufuhr für einige Zeit auf rund 1000 Kalorien täglich.

● Achten Sie dabei auf ausgewogene, möglichst vollwertige Ernährung.

● Bewegen Sie sich zugleich mehr.

Ein Kilo sollten Sie pro Monat abnehmen, nicht mehr. Nur in Ausnahmefällen ist strenges Fasten ratsam, aber dann nur unter ärztlicher Kontrolle.

Wenn Sie normalgewichtig sind, aber bisher wenig auf Ihre Ernahrung geachtet haben, wäre es richtig, jetzt etwas weniger zu essen, dafür Lebensmittel von besonders guter Qualität, die alle notwendigen Nährstoffe in einem ausgewogenen Verhältnis enthalten. Wenn Sie Ihre Ernährung umstellen möchten, gehen Sie bei den Veränderungen schrittweise vor, wägen Sie immer wieder einmal ab, welche Nahrungsmittel Sie zugunster gesünderer austauschen können. Jede noch so kleine Verbesserung wird sich dabei positiv auf Ihre Gesundheit, auf Ihr Wohlbefinden auswirken. (Bücher, die Ihnen Informationen über ausgewogene Ernährung geben und Sie zu neuen Ideen anregen können, finden Sie auf Seite 105.)

Schritt für Schritt umstellen

Um Ihnen diese Umstellung zu erleichtern, möchte ich Ihnen einiges Wissenswerte für eine gesunde, abwechslungsreiche Ernährung vorstellen.

Was sind eigentlich Kalorien?

Energie, die der Körper braucht

Die notwendige Energie, die unser Körper zum Leben braucht, holt er sich aus der Nahrung; Maßeinheit für diese Energie sind die (Kilo-)Kalorien (kcal) oder – international – (Kilo-)Joule (kJ; 1 kcal = 4,7 kJ). Alter, Konstitution, Geschlecht und das Maß an körperlicher oder geistiger Arbeit bestimmen, wieviele Kalorien ein Mensch täglich benötigt.

Nimmt er mehr Kalorien zu sich, als er verbraucht, werden sie als überschüssiges Fett im Körper gespeichert.

Kohlenhydrate – Fett – Eiweiß

Energie liefern uns die Nährstoffe Kohlenhydrate, Fett und Eiweiß. Als Richtwert gilt, daß Ihre Ernährung in der zweiten Lebenshälfte möglichst zu 55 Prozent aus Kohlenhydraten, zu 30 Prozent aus Fett und zu 15 Prozent aus Eiweiß bestehen sollte. **Richtwerte**

● Kohlenhydrate (1 Gramm Kohlenhydrate enthält 4,1 Kilokalorien): Die Kohlenhydrate sind wichtig für den Aufbau bestimmter Körperstoffe und versorgen Nerven- und Gehirnzellen mit Energie.

Wertvolle Lebensmittel Man unterscheidet zwischen »wertvollen« und «wertlosen« Kohlenhydraten. Vor allem Obst, Gemüse und Salate, Kartoffeln, ungeschälter Reis, (Vollkorn-)Getreide wie Hafer, Roggen, Gerste, Mais, Weizen, Hirse, Soja oder Buchweizen liefern uns wertvolle Kohlenhydrate.

Zucker und Süßigkeiten, Alkohol, aber auch denaturierte Lebensmittel, also Lebensmittel, die durch nachträgliche Bearbeitung ihrer wertvollen Nährstoffe beraubt sind, etwa Weißmehl oder polierter (= geschälter) Reis, zählen zu den wertlosen Kohlenhydraten.

● Fett (1 Gramm Fett enthält 9,3 Kilokalorien): Fette sind für alle Vorgänge im Stoffwechsel wichtig. Man unterscheidet zwischen den gesättigten Fetten tierischen Ursprungs und den ungesättigten Fetten pflanzlicher Herkunft.

Die gesättigten Fette kann unser Organismus selbst herstellen; wir brauchen sie also eigentlich nicht über die Nahrung aufzunehmen. In der Regel aber nehmen wir sehr viel davon zu uns, vor allem durch Fleisch – auch in mageren Sorten ist Fett enthalten! – oder durch die »versteckten« Fette in Wurst und Käse. **Auf »versteckte« Fette achten**

Die »mehrfach ungesättigten« (essentiellen) Fette dagegen, die der Körper dringend braucht, und die in Ölen, Kernen, Samen und Nüssen enthalten sind, müssen wir mit der Nahrung zuführen.

Sie sollten deshalb vor allem jene pflanzlichen Lebensmittel zu sich nehmen, die viel ungesättigte Fettsäuren enthalten:

Pflanzenöle aus Oliven, Sonnenblumen, Disteln, Mais und Soja. Auch Fisch enthält viel ungesättigte Fettsäuren.

● Eiweiß (1 Gramm Eiweiß enthält 4,1 Kilokalorien): Eiweiß (Protein) braucht der Körper zum Aufbau und Erhalt der Muskeln sowie zum Aufbau vieler wichtiger körpereigener Wirkstoffe und Substanzen.

Auch bei Eiweiß unterscheidet man zwischen pflanzlichem und tierischem. Der tägliche Eiweißbedarf sollte je zur Hälfte mit tierischen und mit pflanzlichen Nahrungsmitteln gedeckt werden: Wertvolles, weil pflanzliches Eiweiß ist in Hülsenfrüchten, Nüssen, Getreideprodukten, Sojabohnen, Rosenkohl, Spinat und anderem Gemüse enthalten.

Wertvoll: pflanzliches Eiweiß

Tierisches Eiweiß liefern vor allem Milch und Milchprodukte wie Butter, Joghurt, Quark, Fisch, Eier, Wurst und Fleisch, dabei sind helle Arten (Geflügel, Kalb) den dunklen (Rind, Hammel) vorzuziehen.

Vitamine, Mineralstoffe, Spurenelemente

Ohne die lebenswichtigen (essentiellen) Nährstoffe Vitamine, Mineralstoffe und Spurenelemente (Mineralstoffe, die wir nur in minimalen Mengen – in Spuren – brauchen) könnte unser Körper nicht leben; sie sorgen dafür, daß unser Stoffwechsel funktioniert und helfen, Erkrankungen vorzubeugen.

Lebenswichtige Nährstoffe

Da der Organismus diese essentiellen Stoffe selbst nicht bilden kann, müssen wir sie mit der Nahrung aufnehmen. Eine ausgewogene Ernährung, vor allem mit Vollkornprodukten, viel Obst, Salaten und Gemüse, bietet die beste Garantie, ausreichend mit Vitaminen, Mineralstoffen und Spurenelementen versorgt zu sein. In der Regel sind dann zusätzliche Vitamin- oder Mineralstoffgaben in Form von Tabletten überflüssig; ein Zuviel kann sogar schädlich sein.

Mit Kalzium und Vitamin D vorbeugen

Einzige Ausnahme während der Wechseljahre und danach sind zwei für Aufbau und Erhalt der Knochen äußerst wichtige Substanzen: der Mineralstoff Kalzium und Vitamin D. Um einer Osteoporose vorzubeugen (→ Seite 39), sollte eine Frau in den Wechseljahren täglich mindestens 1,5 Gramm Kalzium (vor den Wechseljahren genügten 0,8 Gramm!) zu sich nehmen: Schon ein Liter Frischmilch

enthält 1,2 Gramm dieses Minerals, aber auch in Milch-
produkten wie Käse oder Joghurt, in Nüssen, Mandeln, Bier-
hefe, Hafer, Bohnen und Grünkohl ist es reichlich enthalten.
Viele Frauen jedoch nehmen gerade in den Wechseljahren
mit ihrer Ernährung zu wenig Kalzium zu sich. Stellt Ihr Arzt
mit Hilfe einer Blutuntersuchung eine Unterversorgung fest,
wird er zur Einnahme eines Kalziumpräparats raten, um den
Mangel auszugleichen.

Fragen Sie Ihren Arzt

In diesem Zusammenhang sei auch der Mineralstoff Phosphor erwähnt: Nehmen wir, was häufig geschieht, zuviel davon zu uns, führt dies zu vermehrter Ausscheidung des
wertvollen Kalziums (→ Seite 40). Als gesund wird die tägliche Zufuhr von 800 mg Phosphor empfohlen.
Vitamin D ist deshalb so wichtig, weil es die Aufnahme des
Kalziums aus dem Darm und seinen Einbau in die Knochen
fördert. Eine Frau braucht während der Wechseljahre, aber
auch danach, täglich mindestens 400 i.E. (= internationale
Einheiten) Vitamin D, um den erhöhten Bedarf zu decken.
Lieferanten dieses Vitamins sind vor allem Milchprodukte,
Fisch, Eier, Leber und Nüsse – aber auch viel Sonnenlicht,
das den Körper zur Produktion von Vitamin D anregt.
Natürlich ist auch die ausreichende Versorgung mit allen anderen Vitaminen und Mineralstoffen notwendig, um gesund
zu bleiben. So sind die Vitamine der B-Gruppe sowie der Mineralstoff Magnesium besonders wichtig. Die Vitaminfor-
schung ist darüber hinaus in den letzten Jahren zu neuen Er-
kenntnissen gekommen: Beta-Carotin (Provitamin A), Vitamin C und E besitzen die Fähigkeit, »freie Radikale« –
aggressive, sauerstoffhaltige Moleküle, die Körperzellen und
Gewebe vorzeitig altern lassen und schädigen – im Körper
unschädlich zu machen. Damit beeinflussen sie den Alterungsprozeß im Organismus auf positive Weise und haben
einen gewissen schützenden Einfluß auf die Entstehung
von Krebs, Grauem Star, Hauterkrankungen, bestimmten
Rheuma- und Arthritiserkrankungen, der Parkinsonschen
und der Alzheimer Krankheit, Atherosklerose (→ Seite 44)
und Herzinfarkt (→ Seite 44).

Was Sie noch wissen müssen

Vitamine und Mineralstoffe sind es auch, die für die »Schönheit« zuständig sind: So schützen etwa die Vitamine Beta-

Schönheit von innen

Carotin (Provitamin A), C und E sowie Folsäure und Pantothensäure die Zellen von Haar und Haut, der Mineralstoff Schwefel ist unentbehrlich für die Bildung von Keratin, dem Baustoff von Haut, Haaren und Nägeln, die Mineralien Zink und Selen sind ebenfalls wichtig für das gute Aussehen von Haut und Haaren.

Ballaststoffe

Als Ballaststoffe werden unverdauliche pflanzliche Nahrungsbestandteile bezeichnet, die vor allem in Obst, Gemüse, Salaten und Vollkornprodukten enthalten sind. Sie sind nicht nur unentbehrlich für eine gute Verdauung und beugen Erkrankungen des Verdauungstraktes vor, sondern vermitteln zudem ein schnelleres Sättigungsgefühl; auch der Hunger nach Süßigkeiten wird – vor allem bei Vollkornprodukten – häufig geringer.

Flüssigkeit

In jedem Lebensalter ist die Flüssigkeitszufuhr wichtig – mindestens zwei bis zweieinhalb Liter Flüssigkeit täglich sollten es sein; wer viel schwitzt, braucht mehr.

Leider trinken gerade Frauen nach den Wechseljahren nicht genügend, was zu Lasten der Nieren geht – und des guten Aussehens, denn Wasser sorgt für den Abtransport von Schlacken aus dem Körper und hält Haut und Schleimhäute geschmeidig.

Mehr trinken, als der Durst verlangt

Deshalb: Auch wenn Sie keinen Durst haben – trinken Sie viel! Am besten sind (natriumarmes) Mineralwasser, ungesüßte Fruchtsäfte und Kräutertees. Limonaden und gesüßte Säfte dagegen enthalten viel Zucker und schaden sowohl der Gesundheit als auch der Figur. Übrigens: Die nötige Menge Flüssigkeit muß nicht ausschließlich über Getränke zustandekommen – in Obst und Gemüse ist ebenfalls viel Wasser enthalten!

Salz

Sparsam verwenden

Salz bitte möglichst sparsam verwenden! Es bindet Wasser im Körper, was zu Ödemen führen und bei dazu veranlagten Menschen Bluthochdruck fördern kann (→ Seite 44).

● Würzen Sie Ihre Speisen nicht mit Salz, sondern mit viel Gewürzen und frischen oder getrockneten Kräutern.
● Meiden Sie Lebensmittel mit hohem Salzgehalt wie Oliven, Gewürzmischungen oder Essiggurken. Auch Knabbergebäck wie Chips und Brezeln enthalten reichlich Salz!
● Verzichten Sie möglichst auf Konserven oder Fertigsuppen und -saucen; abgesehen von ihrem geringen Nährwert sind sie meist ebenfalls mit sehr viel Salz zubereitet.

Mit Kräutern würzen

Alkohol, Kaffee und Cola-Getränke

In kleinen Mengen wirken diese Genußmittel belebend; kein Arzt wird ein Glas Wein oder zwei Tassen Kaffee pro Tag als gefährlich ansehen. Doch schon ein geringer Mehrkonsum läßt diese Genußmittel zum Gift werden: Alkohol und das im Kaffee enthaltene Koffein stören den Knochenstoffwechsel und binden Kalzium, das eigentlich für die Regeneration der Knochen gebraucht würde. Darüber hinaus hat man erst kürzlich einen weiteren gefährlichen »Kalziumfresser« identifiziert: colahaltige Erfrischungsgetränke, die viel Phosphor (→ Seite 57) enthalten. Frauen, die in jungen Jahren regelmäßig größere Mengen davon trinken, müssen damit rechnen, relativ früh an Osteoporose (→ Seite 39) zu erkranken. Deshalb: Alkohol, Kaffee und Cola bitte nur in Maßen genießen!

In Maßen

Essen Sie gut!

Nach soviel »Gesundem« noch ein paar Tips, wie Sie Ihr Essen optimal zubereiten und genießen können:
● Essen Sie abwechslungsreich, probieren Sie immer wieder neue Rezepte aus, denn das Essen soll Ihnen Spaß machen!
● Essen Sie soviel frisches Obst und Gemüse – Rohkost – wie möglich; es enthält die meisten Vitamine.
● Bereiten Sie Ihre Mahlzeiten immer möglichst frisch und schonend zu, um die wertvollen Nährstoffe zu erhalten; lange Garzeiten und mehrfaches Wiederaufwärmen mindern Vitamingehalt und Aroma der Speisen.
● Essen Sie über den Tag verteilt lieber mehrere kleine Portionen als drei große. Lassen Sie, auch wenn Sie abnehmen

Das Essen genießen

wollen, keine Mahlzeit ausfallen, denn Sie brauchen die Nährstoffe.
● Essen Sie nicht über Ihr Hungergefühl hinaus. Denken Sie daran, genügend zu trinken.
● Gönnen Sie sich Ihr Essen in Ruhe und ohne Hektik.
● Und: Die Augen essen mit. Genießen Sie Ihr Essen! Auch wenn Sie meinen, es lohne sich nicht – decken Sie den Tisch für sich selbst ebenso schön, wie Sie es tun, wenn Sie Freunde bewirten.

Für Bewegung ist es nie zu spät

Für die meisten von uns ist – beruflich wie privat – eine überwiegend sitzende Lebensweise die Regel. Maschinen haben uns die körperliche Arbeit abgenommen, das Auto »erspart« längere Fußwege, und die Zeiten, da kleine Kinder Sie vielleicht in Trab hielten, sind schon eine Weile vorbei. In keiner anderen Lebensphase aber ist regelmäßige körperliche Bewegung so wichtig wie in den Wechseljahren. Sie beugt zuverlässiger als jede Medizin möglichen körperlichen und seelischen Beschwerden vor oder kann sie zumindest lindern. So beruhen die meisten der typischen Beschwerden wie Gewichtszunahme, Durchblutungsstörungen, Kurzatmigkeit, steife Glieder und schmerzende Gelenke, schnelle Ermüdbarkeit, Harninkontinenz, aber auch ernsthafte Krankheiten wie Herz-Kreislauf-Erkrankungen und Osteoporose, zu einem Teil auf Bewegungsmangel. Auch das seelische Gleichgewicht gerät häufig durch körperliche Unbeweglichkeit aus der Balance.

»Lebenselixier« –

– für Körper und Seele

Warum ist Bewegung so wichtig?

Es gibt viele gute Gründe, warum Sie in den Wechseljahren körperlich aktiv werden sollten, auch wenn Sie sich bisher nur wenig oder gar nicht dafür begeistern konnten:
● Regelmäßige Bewegung regt den gesamten Stoffwechsel an und verhindert Übergewicht, denn mit dem zusätzlichen Verbrauch an Energie werden nicht nur überschüssige Kalorien »verbrannt«, die sich sonst als ungeliebte Fettpolster

bemerkbar machen, es wird auch mehr Muskelmasse gebildet. Die Körperproportionen bleiben erhalten und eine Figur, mit der Sie sich wohlfühlen, wird Sie auch seelisch ausgeglichener sein lassen.

Es gibt viele gute Gründe –

● Dank der besseren Durchblutung bleibt Ihre Haut schöner und straffer (→ Seite 35), sie wirkt frisch und rosig – Sie werden sich »in Ihrer Haut« sichtbar wohler fühlen.

● Ihre Sehnen und Gelenke bleiben beweglich und elastisch, die Körperhaltung verbessert sich, Muskelverspannungen lösen sich, die Atmung wird tiefer; Sie werden – nicht nur körperlich – mehr Beweglichkeit und Ausdauer, mehr Schwung und Energie entwickeln.

● Bewegung stärkt den gesamten Verdauungstrakt und trägt so zu Ihrem allgemeinen Wohlbefinden bei. Auch das Immunsystem wird leistungsfähiger, Ihr Körper ist weniger anfällig für Krankheiten.

● Bewegung lindert die vegetativ bedingten Hitzewallungen (→ Seite 25) und hilft bei Reizbarkeit, Angstgefühlen oder depressiven Verstimmungen (→ Seite 30); auch Schlafstörungen (→ Seite 28) bessern sich häufig.

– sich regelmäßig zu bewegen

● Bewegung stärkt das mit zunehmendem Alter schwächer werdende Bindegewebe des Beckenbodens (→ Seite 34) – die Muskeln von Blase und Scheide bleiben straffer und die nach den Wechseljahren häufiger auftretende Harninkontinenz (→ Seite 34) kann so vermieden werden.

● Bewegung beugt Osteoporose vor (→ Seite 39) und fördert die Bildung von Knochenmasse: Die Durchblutung der Knochen wird angeregt, es können mehr Nährstoffe in die Knochen gelangen – die Knochen werden kräftiger.

● Bewegung stärkt Herz und Kreislauf (→ Seite 44), die Lungenfunktion wird angeregt, die Lungen und damit der gesamte Organismus nehmen mehr Sauerstoff auf. Das Netz der Blutgefäße im Körper vergrößert sich, Muskeln und Organe werden besser durchblutet.

● Bewegung beugt Blutgerinnseln vor und hilft, überschüssige Fettanteile in den Blutgefäßen abzubauen. Auf diese Weise läßt sich den in der Lebensmitte und im Alter häufiger auftretenden Herz- und Kreislauf-Erkrankungen (→ Seite 44) vorbeugen.

61

So bleiben Sie aktiv

Es spricht also vieles dafür, sich so beweglich wie möglich zu halten. Schon im Alltag können Sie einiges dafür tun:

Was Sie jeden Tag tun können

● Gehen Sie möglichst täglich eine halbe Stunde spazieren, dehnen Sie den Spaziergang jeden Tag etwas länger aus.

● Legen Sie kurze Entfernungen zu Fuß zurück, anstatt das Auto zu nehmen. Parken Sie das Auto immer ein Stück von Ihrer Wohnung/Ihrer Arbeitsstelle entfernt.

● Nehmen Sie die Treppe anstelle des Aufzugs.

● Wenn Sie längere Zeit sitzen müssen – bei der Arbeit, beim Fernsehen oder Lesen –, stehen Sie zwischendurch immer wieder auf, um sich kräftig zu strecken, tief durchzuatmen und einige Bewegungsübungen (→ Seite 64) zu machen.

● Stellen Sie sich ein kleines Bewegungsprogramm zusammen, das Sie regelmäßig durchführen, mit Bewegung im Freien und Übungen zu Hause (→ Seite 64).

Die Auswahl ist groß:
Was macht Spaß – was ist geeignet?

Bevor wir die geeigneten Bewegungsarten betrachten, noch ein Hinweis:

Nicht übertreiben

Bitte übertreiben Sie nicht! Sich bewegen, den eigenen Körper spüren soll Ihnen Spaß machen; jede Art von Leistungsdruck würde Ihnen schnell die Freude daran nehmen. Wichtig ist also nicht, ein dauerndes Fitneß-Training zu »absolvieren«, sondern eine Bewegungsart zu suchen, die Ihnen gefällt und die Ihnen entspricht – und diese dann regelmäßig durchzuführen.

Langsam beginnen

Wenn Sie bisher nur wenig oder gar nicht »sportlich« waren: Beginnen Sie bitte langsam! Ihr Körper ist in mancher Hinsicht klüger als Ihr Verstand. Wenn er Ihnen durch Müdigkeit oder Schmerzen signalisiert, daß er an seine – derzeitige – Grenze gekommen ist, dann hören Sie bitte sofort auf! Wichtig ist, daß Sie sich hinterher körperlich und seelisch rundherum wohlfühlen!

Grundsätzlich läßt sich sagen: Günstig sind Bewegungsarten, bei denen mindestens 1/7 – besser noch 1/5 und darüber – der Skelettmuskulatur des Körpers beansprucht wird, und bei denen sich der Puls während des Trainings auf 130 Schläge pro Minute erhöht. Dazu gehören zügiges Gehen (Power Walking), Wandern, Schwimmen, Radfahren, Tanzen (auch Bauchtanz!) und Gymnastik. Diese Bewegungsarten bringen den Kreislauf in Schwung, ohne daß Knochen, Sehnen und Gelenke gefährdet werden.

Geeignete Sportarten

Liegen keine Anzeichen von Osteoporose vor (→ Seite 42) und sind Ihre Kniegelenke intakt (vorher den Arzt befragen!), kann ich Ihnen auch Ski-Langlauf, Rudern, Tennis, Golf, Handball und Reiten (normales Gelände- und Dressurreiten, kein Springen!) empfehlen.

Ungeeignete Sportarten

Ungünstig dagegen sind alle Sportarten mit starken kurzzeitigen oder ruckartigen Belastungen wie Sprint, Hoch- und Weitsprung oder Geräteübungen, da sie den Körper einseitig belasten und bei Ungeübten schnell zu Verletzungen führen können. Diese Sportarten tragen auch wenig dazu bei, den Körper ganzheitlich zu fördern.

● Haben Sie sich für eine oder – wenn Sie möchten – für mehrere Bewegungsarten entschieden, besprechen Sie sich, auch wenn Sie sich gesund fühlen, vorsorglich mit Ihrem Arzt; bei bestehenden Krankheiten dürfen Sie nur in Absprache mit ihm mit körperlicher Bewegung beginnen! Es gibt jedoch kaum eine Erkrankung, die auf Dauer Bewegung verbietet.

Zunächst den Arzt fragen

● Wenn keine Bedenken bestehen, sollten Sie regelmäßig drei- bis viermal wöchentlich für etwa 20 bis 40 Minuten trainieren. Haben Sie sich längere Zeit nicht mehr oder noch nie sportlich betätigt, fangen Sie langsam mit leichten Übungen an, steigern Sie die Anforderungen nur schrittweise und allmählich. Wer in Übung ist und sich gut dabei fühlt, kann natürlich auch länger als 40 Minuten wandern, reiten, schwimmen oder tanzen. Es gibt gesunde Achtzigjährige, die täglich eine halbe Stunde Waldlauf machen oder schwimmen. Der älteste Teilnehmer am letzten Volks-Marathon in Berlin (42 Kilometer) war nicht weniger als 82 Jahre alt! Er kam fast zwei Stunden nach dem Sieger ins Ziel, hielt die Strecke aber ohne Beschwerden durch.

Trainieren Sie bitte regelmäßig

Mit Gymnastik fit bleiben und Beschwerden vorbeugen

Gezielte gymnastische Übungen sind eine ideale Ergänzung zu Sport und Bewegung. Auf Seite 105 habe ich Ihnen einen Ratgeber empfohlen, der Ihnen hilft, Bewegung »wie nebenbei« in Ihren Alltag »einzubauen«. Aus der großen Zahl der Möglichkeiten möchte ich Ihnen hier zwei Gymnastikarten vorstellen, die sich in der Praxis sehr bewährt haben.

Kegel-Übungen

Beschwerden lindern

Wenn Sie Beschwerden vorbeugen oder bereits bestehende Beschwerden lindern wollen, können Sie diese sehr wirksamen, nach ihrem Erfinder benannten und um 1950 entwickelten »Kegel-Übungen« machen. Sie sind eine vorzügliche Hilfe zur Vorbeugung von Streß- und Dranginkontinenz, dem unfreiwilligen Harnabgang (→ Seite 34), der vielen Frauen in den Wechseljahren zu schaffen macht. Auch helfen sie bei Rückenschmerzen (→ Seite 41), um einer Senkung der Beckenorgane vorzubeugen (→ Seite 34), bei trockener Scheide (→ Seite 32) und zur Steigerung der sexuellen Lust (→ Seite 47).

Stärken die Beckenmuskeln

Die Kegel-Übungen stärken die Beckenmuskulatur, vor allem aber den wichtigen PC-Muskel (Musculus pubococcygeus), der vom Schambein zum Steißbein verläuft. Sie können ihn spüren, indem Sie so tun, als wollten Sie den Harnfluß stoppen. Den PC-Muskel, den Sie dafür anspannen müssen, können Sie schon mit den beiden folgenden Kegel-Übungen trainieren, die Sie mindestens dreimal täglich ausführen sollten. Das ist überall möglich, im Stehen, Sitzen oder Liegen, am Schreibtisch, im Bus, während der Morgentoilette oder auch beim Kaffeetrinken.

3x täglich üben

● Langsame Kegel-Übung: Spannen Sie den PC-Muskel so an, als wollten Sie die Scheidenöffnung zusammenpressen. Nach drei Sekunden wieder entspannen. Wiederholen Sie die Übung jeweils zehnmal.

● Schnelle Kegel-Übung: Spannen und entspannen Sie den PC-Muskel, so schnell Sie können, anfangs jeweils dreißigmal, später bis zu 200mal.

Isometrische Übungen

»Iso-metrisch« heißt »gleich-lang«: Bei diesen Übungen werden die Muskeln angespannt, aber nicht bewegt oder in ihrer Länge verändert. Das hat eine Reihe von Vorteilen: Sie brauchen keine Geräte, die Übungen lassen sich überall ausführen, sogar im Sitzen oder Liegen, sie sind leicht zu erlernen und erfüllen doch ihren Zweck, nämlich die Spannkraft der Muskulatur zu erhalten und zu stärken. Wenn Sie regelmäßig morgens nach dem Aufstehen zehn Minuten üben, werden Sie sich den ganzen Tag über wohler fühlen. Sie können die Übungen auch nach Bedarf tagsüber zwei- bis dreimal wiederholen, um den während des Tages langsam nachlassenden Muskeltonus – die Muskelspannung – wieder aufzufrischen.

Morgens 10 Minuten

Suchen Sie sich aus den Vorschlägen auf den folgenden Seiten einige Übungen aus und wiederholen Sie jede Übung zehnmal. Die Muskelspannung sollte jeweils etwa zehn Sekunden lang gehalten werden – danach bewußt lockern. Wenn Sie erst einmal Übung darin haben, werden Ihnen sicher weitere Varianten einfallen. Es kommt nur darauf an, die Muskeln anzuspannen, ohne sie zu bewegen.

Spannung 10 Sekunden halten

65

1. Falten Sie die Hände vor der Brust, heben Sie die Ellbogen an und pressen Sie die Handflächen fest zusammen.

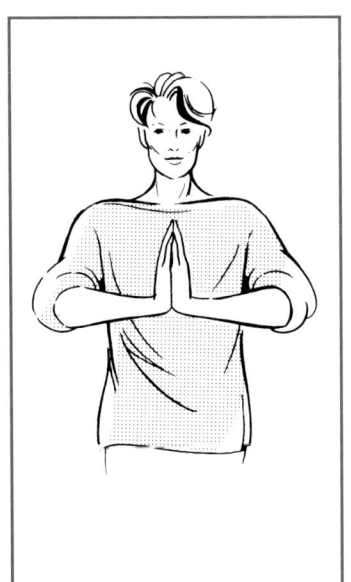

2. Legen Sie im Sitzen die Handflächen außen an Ihre Knie und versuchen Sie, die Knie gegen den Widerstand der Hände zu öffnen.

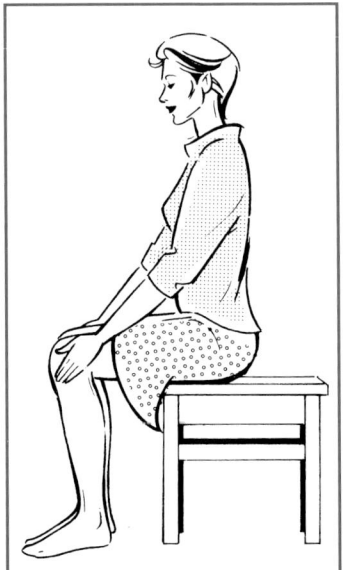

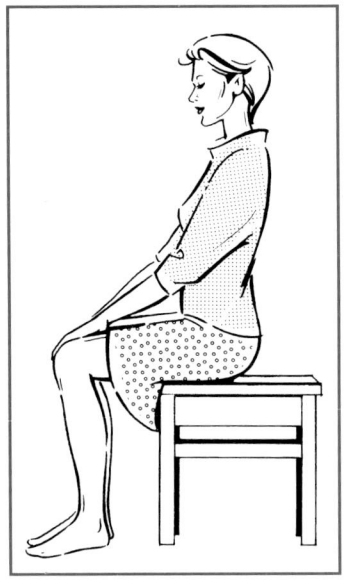

3. Legen Sie die Hände innen an Ihre Knie und versuchen Sie, die Knie gegen den Widerstand der Hände zu schließen.

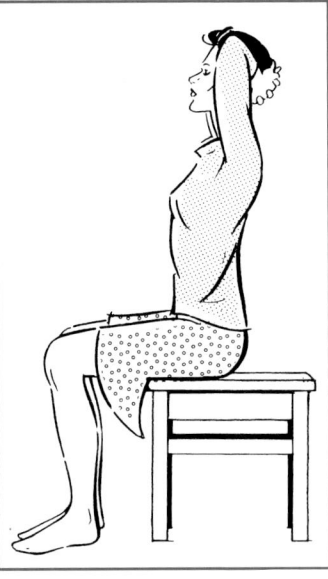

4. Verschränken Sie die Hände hinter dem Kopf und drücken Sie den Kopf fest gegen die Hände.

5. Fassen Sie im Sitzen unter die vordere Stuhlkante und versuchen Sie, den Stuhl gegen Ihr Gewicht hochzuheben.

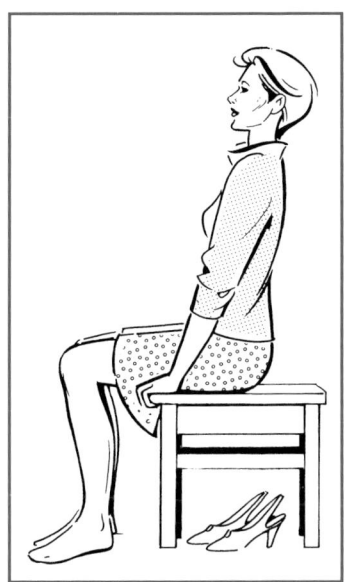

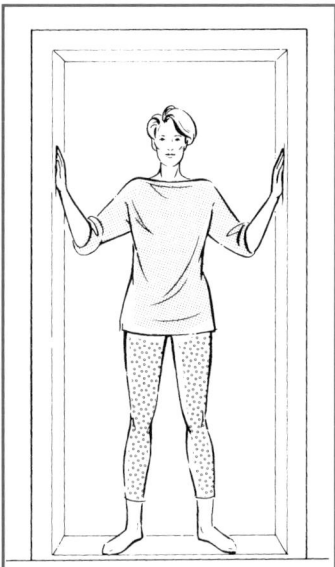

6. Stellen Sie sich in einen Türrahmen, legen Sie die Hände beiderseits an den Rahmen und drücken Sie ihn mit aller Kraft auseinander.

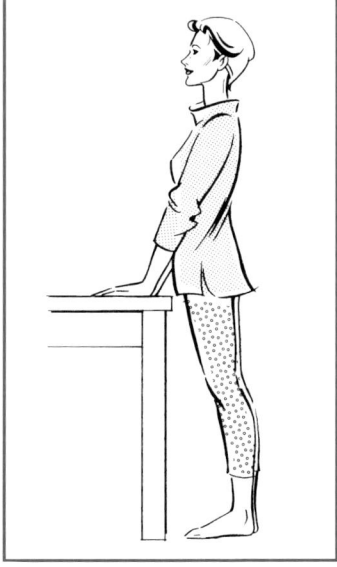

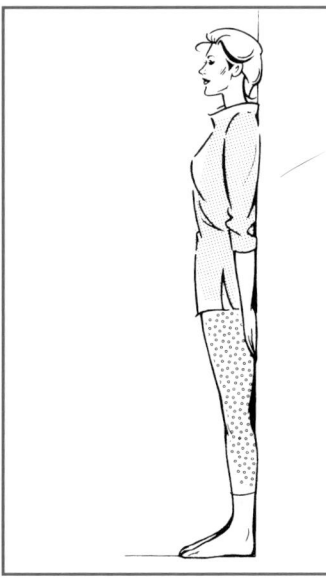

7. Stemmen Sie im Stehen beide Hände so fest auf eine Tischplatte, als wollten Sie den Tisch in den Fußboden drücken.

8. Lehnen Sie sich mit dem Rücken fest an eine Wand und versuchen Sie, die Wand mit den Händen nach hinten wegzudrücken.

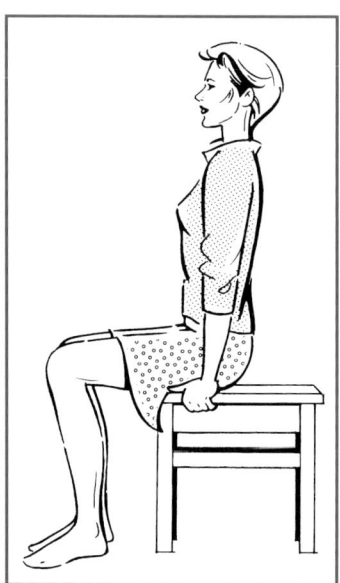

9. Setzen Sie sich auf einen Stuhl, halten Sie sich an beiden Seiten fest und versuchen Sie, gegen den Widerstand Ihrer Hände aufzustehen.

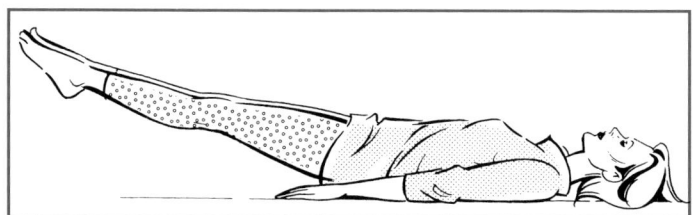

10. Legen Sie sich mit lang ausgestreckten Beinen auf den Boden. Heben Sie die ausgestreckten Beine an und drücken Sie zugleich mit beiden Händen nach unten. Variante: Winkeln Sie die Knie gegen den Widerstand der Hände an.

Man ist so schön, wie man sich pflegt

Sie wissen, wie wichtig es für Sie ist, auch äußerlich auf sich zu achten – nicht, um »ewig« jung zu bleiben, sondern vor allem, damit Sie sich in Ihrer Haut wohlfühlen, damit Sie sich selbst gefallen. In den Medien, dabei vor allem in der Werbung, fällt auf, daß, abgesehen von attraktiven VIPs, »normale« Frauen von einem bestimmten Lebensalter an so gut wie gar nicht mehr vertreten sind: ein Spiegel unserer Gesellschaft, für die »jugendliche Frische« – zumindest bei Frauen – oft an erster Stelle steht. Doch hier hat es in den letzten Jahren eine »schleichende« Entwicklung gegeben: Die Zahl der Frauen, die sich inzwischen nicht mehr von diesem häufig von Männern bestimmten Klischee beeindrucken lassen, nimmt mehr und mehr zu; viele haben **Selbst-** längst so viel Selbstvertrauen entwickelt, daß sie diesem **vertrauen** Strom gelassen entgegen schwimmen können, mit einem gewachsenen Bewußtsein für die alte Frage:

Wer bestimmt, was schön ist?
Nicht andere, sondern Sie selbst! An dem etwas abgegriffenen Sprichwort »Schönheit kommt von innen« ist viel Wah-
Selbstwert res: Das Gefühl des Selbstwerts und der eigenen Kraft, der inneren Zufriedenheit und Ausgeglichenheit, kurz: die Ausstrahlung eines Menschen ist es, die ihn für sich und damit für andere »schön« sein läßt. Diese Ausstrahlung kann keine noch so gute Anti-Falten-Creme, nicht der beste Schönheitschirurg bewirken, sondern nur Sie selbst.

Verwöhnen Sie sich – Tips für Haut und Haare
Ich möchte Ihnen einige Rezepte für einfache, natürliche Anwendungen vorstellen, die sich vor allem bei Frauen mittleren Alters bewährt haben. Die Pflegeprodukte mit ätherischen Ölen können Sie auf einfache Weise selbst herstellen. Die Zutaten bekommen Sie in Naturkosmetikgeschäften und in Naturkostläden. Einiges sollten Sie beachten:
● Nehmen Sie nur reine ätherische Öle bester Qualität!
● Halten Sie sich genau an die angegebenen Mengen – ätherische Öle sind äußerst wirksame Substanzen!

● Richtig aufbewahrt (Fläschchen nach Gebrauch gut ver-schließen, vor Sonnenlicht und Wärme schützen), sind die Öle jahrelang haltbar.

Zur Gesichtsreinigung und -erfrischung

Morgens und abends anwenden

Morgens und abends ein *Gesichtswasser* fördert die Durch-blutung und wirkt anregend; anschließend zum Schutz der Haut ein *Gesichtsöl*; Gesichtswasser und -öle sind für jeden Hauttyp geeignet:

Gesichtswasser
5 Tropfen Limetten-Öl, 2 Tropfen Lavendel-Öl, 3 Tropfen Rosmarin-Öl – mit 100 ml destilliertem Wasser vermischen.

Gesichtsöl
2 Tropfen Neroli-Öl, 1 Tropfen Rosen-Öl, 5 Tropfen Sandel-holz-Öl – mit 20 ml süßem Mandel-Öl und 30 ml Jojoba-Öl vermischen.

Körperöle und Badeöle zum Pflegen und Wohlfühlen

Für jeden Hauttyp

Körperöle pflegen die Haut; in Abwandlung sind sie hervor-ragend pflegende *Badezusätze:*

Körperöl 1 und Bade-Öl 1
5 Tropfen Mandarinen-Öl, 2 Tropfen Grapefruit-Öl, 1 Tropfen Neroli-Öl, 1 Tropfen Jasmin-Öl, 1 Tropfen Vanille-Öl, 2 Trop-fen Sandelholz-Öl, 1 Tropfen Zimtblätter-Öl
– Für das *Körperöl:* mit 100 ml süßem Mandel-Öl oder Jojo-ba-Öl (bei trockener Haut: 30 ml Aloe Vera-Öl und 70 ml süßes Mandel-Öl) mischen.
– Für ein *Vollbad:* mit 100 ml süßer Sahne vermischen und dem Badewasser zugeben.

Körperöl 2 und *Bade-Öl 2*
5 Tropfen Limetten-Öl, 5 Tropfen Grapefruit-Öl, 7 Tropfen Rosmarin-Öl, 3 Tropfen Zypressen-Öl
– Für das *Körperöl:* mit 100 ml süßem Mandel-Öl (bei trockener Haut: 30 ml Aloe Vera-Öl und 70 ml süßes Man-del-Öl) mischen.

– Für ein *Vollbad:* mit 100 ml süßer Sahne vermischen und dem Badewasser zugeben.

Körperöl 3 und Bade-Öl 3
5 Tropfen Limetten-Öl, 2 Tropfen Mandarinen-Öl, 1 Tropfen Rosen-Öl, 5 Tropfen Lavendel-Öl, 1 Tropfen Ylang Ylang-Öl, 1 Tropfen Kardamom-Öl, 1 Tropfen Nelkenblätter-Öl
– Für das *Körperöl:* mit 100 ml Macadamianuß-Öl mischen.
– Für ein *Vollbad:* mit 100 ml süßer Sahne vermischen und dem Badewasser zugeben.

Haarpflege für gesundes, glänzendes Haar

Dieses Haarshampoo kräftigt feines Haar, das zusätzlich einen schönen Glanz bekommt (auch für tägliche Haarwäsche geeignet):

Zur Kräftigung

Haarshampoo
10 Tropfen Zitronen-Öl, 5 Tropfen Rosmarin-Öl – mit 100 ml unparfümiertem Shampoo oder Neutralseife vermischen; 2 Wochen ziehen lassen, Haare wie gewohnt damit waschen.

Beruhigt die Kopfhaut

Anschließend an die Haarwäsche dieses Haarwasser auftragen, das die Kopfhaut entspannt und beruhigt:

Haarwasser
5 Tropfen Kamille Römisch-Öl, 3 Tropfen Lavendel extra-Öl, 3 Tropfen Bergamotte-Öl, 1 Tropfen Rosengeranien-Öl, 2 Tropfen Basilikum-Öl – mit 100 ml Rosenwasser vermischen.
Täglich oder nach dem Haarewaschen mit einigen Tropfen die Kopfhaut sanft massieren.

Das »Schönheitswochenende« – Jungbrunnen für Körper und Seele

Was würde Ihnen gefallen?

Gönnen Sie sich ab und zu einmal ein Wochenende, an dem sich alles nur um Sie und Ihr persönliches Wohlgefühl »dreht«, an dem Sie sich selbst ausgiebig verwöhnen – mit allem, was Ihnen dazu einfällt und was Ihnen Spaß macht: Vielleicht gehören dazu langes Ausschlafen am Morgen, ein besonders gutes Essen mit dem Partner oder Freunden – und ausgiebige Schönheitspflege.

Vorausgesetzt, Sie sind gesund (vorher den Arzt befragen!), wäre ein Saunabesuch ideal, um den Körper zu entgiften und Schlacken auszuspülen. Lassen Sie sich anschließend mit einer entspannenden Massage verwöhnen, oder nehmen Sie ein ausgiebiges Schönheitsbad mit duftenden Essenzen, machen Sie eine Kur für Haut und Haare, pflegen Sie Ihren Körper von oben bis unten – kurz: Lassen Sie Ihrer Phantasie freien Lauf und machen Sie all das, was Ihnen guttut, damit Sie sich hinterher »mit Haut und Haaren« rundherum wohlfühlen!

So lassen Sie den Alltag hinter sich!

Erst vorbereiten –

Richten Sie »Ihr« Wochenende so ein, daß Sie wirklich Zeit und Muße für sich haben! Damit das gelingt, ist häufig einiges an Vorbereitung nötig:

● Besprechen Sie mit Ihrem Partner, Ihren Kindern, daß Sie an diesen Tagen von allen »hausfraulichen Pflichten« entbunden sind.

● Wenn Sie Ihre Ruhe haben möchten, sagen Sie Freunden und Verwandten Bescheid, daß Sie sich zwei Tage zurückziehen möchten.

● Erledigen Sie alles Wichtige zuvor, verschieben Sie Unwichtiges auf die nächste Woche.

● Versuchen Sie, sich auch innerlich von allen Verpflichtungen, von Sorgen und Problemen zu lösen und sich ganz »egoistisch« auf sich selbst einzustellen – freuen Sie sich auf die kommenden Tage!

– dann genießen!

● Machen Sie einen ungefähren Plan, was Sie an diesem Wochenende alles tun wollen, welche Essenswünsche Sie haben, womit Sie sich pflegen möchten (→ Bücher, die weiterhelfen, Seite 105), welche Unternehmungen Ihnen Spaß machen würden.

● Stellen Sie sich am Freitag eine Einkaufsliste zusammen und besorgen Sie alles, was Sie für Ihr Wochenende brauchen, damit Sie am Samstag nicht nochmal »los« müssen.

● Wenn Sie in die Sauna gehen, ein Museum oder eine Ausstellung besuchen wollen: Erkundigen Sie sich nach den Öffnungszeiten.

● Vielleicht möchten Sie auch ein Konzert hören, ins Kino oder ins Theater gehen: Reservieren Sie rechtzeitig Ihre Plätze.

● Nehmen Sie sich aber nicht zuviel auf einmal vor, damit Sie nicht unversehens in »Streß« geraten, um die gesetzten »Ziele« auch zu erreichen. Folgen Sie allein Ihren Bedürfnissen, auch wenn das bedeutet, den ursprünglichen Plan wieder umzuwerfen. Es geht an diesen Tagen einzig um Sie!

● Ein Schönheitswochenende ist zugleich eine gute Möglichkeit, auch innerlich »zu sich« zu kommen und neue Kräfte zu sammeln. Sich gemütlich in einen Sessel kuscheln, um in Ruhe zu lesen oder Musik zu hören, ein Bild malen, Fotoalben durchblättern, alte Briefe hervorkramen, Erinnerungen nachhängen oder ganz einfach vor sich hin »träumen«; vielleicht möchten Sie auch aufs Fahrrad steigen und in den nahen Park oder in den Wald radeln, ausgiebig schwimmen, lange spazierengehen – tun Sie all das, was Sie sonst im Alltag vielleicht hintanstellen; an einem solchen Wochenende können Sie es ausgiebig genießen!

● Und wenn Sie entdecken, wie gut Sie sich nach dieser Zeit innerlich und äußerlich fühlen, wieviel innere Gelassenheit Sie dadurch entwickeln, wieviel Energie Ihnen jetzt zur Verfügung steht, welche neuen Ideen und Anregungen sich daraus entwickeln können, sind dies sicherlich lauter gute Gründe, ein gelegentliches Schönheitswochenende zur »festen Einrichtung« werden zu lassen.

Einkaufsliste machen

Neue Kräfte sammeln

Natürliche Hilfen bei Beschwerden

Im folgenden stelle ich Ihnen eine Auswahl aus der Vielzahl natürlicher Heilmethoden vor, die Sie selbst oder mit Unterstützung Ihres Arztes anwenden können. Zum einen können sie Ihnen zu mehr Gesundheit und neuer Vitalität verhelfen, zum anderen können Sie sie bei Beschwerden während der Wechseljahre und danach einsetzen, etwa um Hitzewallungen, Schlafstörungen oder depressive Verstimmungen zu lindern oder ihnen vorzubeugen.

Für einige dieser Methoden wie die Behandlung mit Heilpflanzen oder Wasseranwendungen nach Kneipp finden Sie Anleitungen, andere wie die Bach-Blüten, Homöopathie, Yoga, Akupressur, Autogenes Training und Biofeedback sind beschrieben. Wählen Sie aus, was Ihnen passend erscheint. Alle Methoden wirken ganzheitlich, das heißt, sie bringen ein gestörtes Gleichgewicht auf natürliche Weise wieder in Harmonie.

Wichtig: Ein guter Arzt!

Bei Beschwerden, denen ernste Ursachen zugrunde liegen, wie etwa Bluthochdruck und Herz-Kreislauf-Erkrankungen (→ Seite 44), bei Verdacht auf Osteoporose (→ Seite 39), Infektionen an Gebärmutter und Blase (→ Seite 34) oder bei Blutungen nach der Menopause (→ Seite 21) dürfen Sie nicht selbst behandeln, sondern nur in Absprache mit Ihrem Arzt; möglicherweise können Sie seine Therapie begleitend unterstützen. Viele Ärzte stehen heute den natürlichen Behandlungsmethoden nicht nur aufgeschlossener gegenüber als früher, sondern sehen sie als wertvolle Ergänzung herkömmlicher Behandlungsmethoden.

Wichtig ist deshalb, einen Arzt zu finden, der Ihre Beschwerden nicht allein »medizinisch« betrachtet und »behandelt«, der also Wechseljahre nicht automatisch als »Krankheit« und Sie als »Patientin« ansieht, sondern der um die engen körperlich-seelischen Zusammenhänge von Beschwerden in den Wechseljahren weiß, der sich Zeit für Sie nimmt und Sie in Kenntnis des großen Spektrums an natürlichen Möglichkeiten gut beraten kann. Kontaktstellen, die Ih-

Wichtig

Ganzheitliche Behandlung

nen Adressen von Ärzten für Naturheilverfahren nennen können, finden Sie auf Seite 107.

Die Heilkräfte der Pflanzen nutzen

Die Behandlung mit Heilpflanzen ist eine der ältesten Heilmethoden überhaupt. Sie wird heute wieder häufig angewendet, da sich mehr und mehr die Erkenntnis durchsetzt, daß Heilpflanzen eine sanfte, bei richtiger Anwendung wirkungsvolle Alternative zu chemischen Präparaten sind. **Bewährt, wirkungsvoll** Phytopharmaka (pflanzliche Heilmittel) haben sich bei leichteren Beschwerden in den Wechseljahren und danach, etwa bei Hitzewallungen und Schweißausbrüchen, bei Schlafstörungen, Kopfschmerzen, Herzklopfen, Gereiztheit, Unruhe oder nervösen und depressiven Verstimmungen sehr bewährt. Einige von ihnen sind wissenschaftlich so gut erforscht, daß man ihre Wirkstoffe genau kennt, bei anderen ist die chemische Zusammensetzung noch weitgehend unbekannt, man weiß aber aus Erfahrung, daß sie wirken. Die Wirkung pflanzlicher Heilmittel wird nicht von nur einem Wirkstoff bestimmt, sondern von der natürlichen Kombination mehrerer Inhaltsstoffe, von denen manche nur in geringen Mengen in der Pflanze vorhanden sind.

So helfen Heilpflanzen Einige dieser Phytopharmaka regen die Hormonproduktion der Eierstöcke an, solange diese noch Östrogen abgeben können (→ Seite 13). Andere aktivieren den Stoffwechsel, stärken und bauen auf bei allgemeiner Abgeschlagenheit, beruhigen bei Nervosität und Gereiztheit oder helfen auf sanfte Weise bei depressiven Verstimmungen, Schlafstörungen und Hitzewallungen.

Heilpflanzen-Tees und -Teemischungen können Sie selbst zubereiten (→ ab Seite 76), pflanzliche Heilmittel bekommen Sie einzeln oder als Kombinationspräparate in Form von Säften, Tropfen, Tinkturen oder Dragées fertig in der Apotheke oder im Reformhaus.

Bei der Anwendung beachten Sie bitte:

● Pflanzliche Heilmittel haben, im Gegensatz zu synthetisch hergestellten Arzneien, meist keine unerwünschten Neben-

Richtig anwenden

wirkungen. Sie können jedoch nur dann helfen, wenn sie richtig dosiert und angewendet werden. In zu hoher Dosis oder zu lange eingenommen können sie die Linderung der Beschwerden verhindern und sogar zu ernsten Schäden für Ihre Gesundheit führen.

● Pflanzliche Heilmittel wirken in der Regel nicht sofort, sondern erst nach längerer und konsequenter Anwendung. In den Rezepten für Tees und Teemischungen ist die jeweilige Anwendungsdauer angegeben; bei Fertigpräparaten richten Sie sich bitte nach den Angaben Ihres Arztes oder nach der Packungsbeilage.

● Auch bei pflanzlichen Heilmitteln sollten Sie vor einer Selbstbehandlung sicherheitshalber zunächst mit Ihrem Arzt sprechen.

● Führt die Selbstbehandlung mit Heilpflanzen zu plötzlich auftretenden Hautreaktionen, Magenschmerzen, Übelkeit, Erbrechen oder Durchfall, setzen Sie bitte mit der Behandlung aus und fragen Sie Ihren Arzt.

Wichtig

● Die meisten Heilpflanzen, für die ich Ihnen Teezubereitungen nenne, können Sie auch als wirkungsvolle Badezusätze nutzen, etwa bei Wasseranwendungen nach Kneipp (→ Seite 84) oder für Ihr »Schönheitswochenende« (→ Seite 72).

Die wichtigsten Heilpflanzen bei Wechseljahrsbeschwerden

Bei Beschwerden in den Wechseljahren und danach haben sich vor allem folgende Heilpflanzen bewährt:

Schlangenkraut (Cimifuga racemosa – Hahnenfußgewächs)

Östrogen-artige Wirkung

Die Wurzel des Schlangenkrauts, auch Wanzenkraut genannt, enthält eine Reihe von Stoffen mit nachweislich östrogenartiger Wirkung; vor allem bei Beschwerden in den Wechseljahren hat diese Heilpflanze gute Erfolge gezeigt. Einzeln oder in Verbindung mit anderen Heilpflanzen ist Schlangenkraut in zahlreichen Präparaten wie Remifemin, Feminon, Hocura-Femin, Femisana oder Klimaktoplant enthalten; auch in der Homöopathie wird es als »Cimicifuga« (→ Seite 89) häufig verwendet.

Schlangenkraut lindert Hitzewallungen (→ Seite 25), Kopfschmerzen, Schlafstörungen (→ Seite 30), Reizbarkeit, Unruhe und leichte depressive Verstimmungen (→ Seite 30).

Frauenmantel
(Alchemilla vulgaris – Rosengewächs)

Frauenmantel gilt seit uralten Zeiten als wichtige Heilpflanze vor allem für Frauen. Der aus den Blättern gewonnene Wirkstoff – er wirkt krampflösend und gebärmutterstärkend – ist Bestandteil verschiedener Kombinationspräparate, zum Beispiel Cefakliman; er hilft bei Antriebsmangel (→ Seite 30), Reizbarkeit und depressiven Verstimmungen (→ Seite 30), verminderter sexueller Lust (→ Seite 47), Trockenheit der Scheide (→ Seite 32), Harninkontinenz (willkürlicher Harnabgang, → Seite 34) oder Stuhlverstopfung während der Wechseljahre.

Wirkt krampflösend

Auch als Tee zubereitet, kann Frauenmantel ausgezeichnete Hilfe leisten.

● Frauenmantel-Tee: 2 Teelöffel Frauenmantelblätter mit 1/4 l kaltem Wasser kurz aufkochen, 10 bis 15 Minuten ziehen lassen, abseihen; bei Bedarf täglich 1 bis 3 Tassen (ungesüßt).

Sternwurzel
(Aletris farinosa – Liliengewächs)

Aus Stiel und Wurzeln dieser Heilpflanze, die auch Teufelsbiß genannt wird, werden mehrere Substanzen gewonnen, die eine hormonähnliche Wirkung haben. Die Sternwurzel hilft vor allem bei Beckenbodenschwäche (→ Seite 34) und der dann häufig folgenden Harninkontinenz (→ Seite 34), indem sie – allerdings erst nach längerer Behandlungsdauer – das Bindegewebe stärkt. Den Extrakt aus der Sternwurzel verwendet man in Kombinationspräparaten wie zum Beispiel Hocura-Femin.

Stärkt das Bindegewebe

Mönchspfeffer
(Vitex agnus castus – Eisenkrautgewächs)

Auch der Extrakt aus dieser vor allem in der Frauenheilkunde sehr häufig angewendeten Pflanze hat nachweislich eine hormonähnliche Wirkung: Er veranlaßt die Hypophyse zu vermehrter Ausschüttung des Follikelstimulierenden Hormons FSH (→ Seite 14), die Produktion von Östrogenen wird damit angeregt, vegetativen Störungen vorgebeugt. Präparate, die Mönchspfeffer enthalten, beispielsweise Mastodynon, Cefanorm oder Agnolyt, werden vorwiegend in der Prämenopause bei Menstruationsstörungen (→ Seite 17) eingesetzt.

Türkischer Rhabarber
(Rheum rhaponticum – Knöterichgewächs)

Der im türkischen Rhabarber enthaltene östrogene Wirkstoff Rhaponticin hat sich gleichfalls bei der Harmonisierung des schwankenden Hormonhaushalts während der Wechseljahre bewährt.

Harmonisiert den Hormonhaushalt

In Fertigpräparaten, etwa Phytoestrol, wird Türkischer Rhabarber erfolgreich eingesetzt vor allem zur Regulierung von Menstruationsstörungen in der Prämenopause (→ Seite 17) und um die Rückbildung der Genitalorgane (→ Seite 32) aufzuhalten.

Melisse
(Melissa officinalis – Lippenblütengewächs)

Stärkt, beruhigt

Die Melisse zählt zu den ältesten Heilpflanzen, die wir kennen. Aus den Blättern wird ein Tee zubereitet, der allgemein stärkend, beruhigend und krampflösend wirkt. Er hilft vor allem bei Schlafstörungen (→ Seite 28) sowie bei Nervosität und Gereiztheit (→ Seite 30).

● Melissen-Tee: 3 Teelöffel Melissenblätter mit 1/4 l kochendem Wasser übergießen, 10 Minuten ziehen lassen, abseihen; kurmäßig über 6 bis 8 Wochen täglich 3 Tassen – mit je 1 Teelöffel Honig gesüßt (Diabetikerinnen nicht süßen).

Weißdorn
(Crataegus monogyna – Rosengewächs)

Blüten und Früchte dieser seit langem für alle Arten von Herzbeschwerden genutzten Heilpflanze werden getrocknet als Tee und in Teemischungen sowie in Form von Tropfen (zum Beispiel Crataegutt) und Tinkturen (aus der Apotheke oder dem Reformhaus) bei Herzklopfen, zur Regulierung von hohem Blutdruck sowie als mildes Beruhigungsmittel verwendet. Auch bei Schlafstörungen (→ Seite 28), Herzjagen und Schwindelgefühl sowie bei Hitzewallungen (→ Seite 25) wird Weißdorn mit Erfolg eingesetzt.

Stärkt das Herz

● Weißdorn-Tee: 2 Teelöffel Weißdornblüten mit 1/4 l kochendem Wasser übergießen, 10 Minuten ziehen lassen, abseihen; kurmäßig über 6 bis 8 Wochen täglich 2 Tassen – mit je 1 Teelöffel Honig gesüßt (Diabetikerinnen nicht süßen).

Salbei
(Salvia officinalis – Lippenblütengewächs)

Von dieser altbewährten Heilpflanze werden die Blüten und die durchdringend duftenden Blätter verwendet. Ihre besondere Heilkraft liegt in ihrem ätherischen Öl und den Gerbstoffen: Als Tee – vor dem Schlafengehen getrunken – wirkt sie stark schweißhemmend und hat sich deshalb bei Hitzewallungen (→ Seite 25) mit lästigen nächtlichen Schweißausbrüchen sehr bewährt.

Wirkt schweiß- hemmend

● Salbei-Tee: 3 (bei empfindlichem Magen 2) gehäufte Teelöffel Salbeiblätter mit 1/4 l kochendem Wasser übergießen, 15 Minuten ziehen lassen, abseihen; kurmäßig über 3 bis 4 Wochen täglich 2 Tassen; ungesüßt und sehr warm trinken.

Baldrian
(Valeriana officinalis – Baldriangewächs)

Die Baldrianwurzel, als Tee, Tinktur oder Dragée eingenommen, wirkt auf natürliche Weise beruhigend und ausgleichend. In den Wechseljahren eignet sich Baldrian deshalb ausgezeichnet zur Behandlung von Schlaflosigkeit (→ Seite 28), innerer Unruhe (→ Seite 30), Gereiztheit (→ Seite 30) und bei nervösem Herzklopfen.

Beruhigt

Beim Tee wird gelegentlich die mangelnde Wirkung kritisiert, was aber meist an der zu niedrigen Dosierung liegt. Auch bei Tropfen oder Pillen darf man nicht zu niedrig dosieren (Packungsbeilage beachten!), sonst nützen sie nichts.

● Baldrian-Tee: 2 Teelöffel Baldrianwurzel mit 1/4 l kaltem Wasser übergießen, 10 bis 12 Stunden ziehen lassen, gele-

Richtig dosieren

gentlich umrühren, abseihen; bei Bedarf oder kurmäßig über 6 bis 8 Wochen täglich 2 bis 3 Tassen – mit je 1 Teelöffel Honig gesüßt (Diabetikerinnen nicht süßen).

Hopfen
(Humulus lupulus – Hanfgewächs)

Wie die Baldrianwurzel sind die Hopfenzapfen und -blüten seit langer Zeit in der Volksmedizin als sanft wirkendes Beruhigungsmittel bekannt; in Teezubereitungen werden oft beide Heilpflanzen kombiniert, da sie einander auf ideale Weise ergänzen. Im Hopfen ist darüber hinaus ein östrogenähnlicher Wirkstoff enthalten, der ausgleichend wirkt bei Klimateriumsbeschwerden (als Fertigpräparat Phytoestrol erhältlich). Frauen in den Wechseljahren und danach schätzen vor allem seine beruhigende, harmonisierende Wirkung bei Nervosität (→ Seite 30), depressiven Vestimmungen und Schlafstörungen (→ Seite 28).

Beruhigt auf sanfte Weise

● Hopfen-Tee: 2 gehäufte Teelöffel Hopfenblüten mit 1/4 l kochendem Wasser übergießen, 15 Minuten ziehen lassen, abseihen; bei Bedarf täglich 2 Tassen (ungesüßt). Als Schlaftrunk: 1/2 Stunde vor dem Schlafengehen 1 Tasse (mit 1 Teelöffel Honig gesüßt; Diabetikerinnen nicht süßen).

Ginseng
(Panax ginseng – Araliengewächs)

Die Kraftwurz, wie diese bekannte Heilpflanze auch heißt, kommt aus Ostasien; mit der Verbreitung der asiatischen Medizin hat die Ginsengwurzel bei uns immer mehr an Bedeutung gewonnen. Sie soll unter anderem östrogenartige Stoffe enthalten, die nach dem Abfall der körpereigenen Östrogenproduktion vor allem lästige Hitzewallungen (→ Seite 25) lindern. Daneben wirkt Ginseng allgemein anregend und kräftigend bei Erschöpfung und Konzentrationsstörungen sowie ausgleichend bei Stimmungsschwankungen und depressiven Verstimmungen (→ Seite 30). Die Extrakte aus der Wurzel werden in verschiedenen Präparaten wie Energofit und in Kombination, etwa in Revital Energen (zusammen mit Gelee Royal, dem ebenfalls östrogene Wirkung nachgesagt wird), als Dragées oder als Saft angeboten.

Östrogenähnliche Wirkung

Wichtig: Fast alle Ginseng-Präparate in Flüssigform enthalten einen hohen Alkoholanteil.

Rosmarin
(Rosmarinus officinalis – Lippenblütengewächs)

Rosmarin ist nicht nur wegen seines würzigen, kampferartigen Duftes ein beliebtes Gewürz in der Küche, sondern wirkt als anregendes Tonikum vor allem auf Kreislauf, Nerven und Galle – schon Pfarrer Kneipp (→ Seite 84) empfahl Rosmarin als Badezusatz und Einreibung zur Belebung des Kreislaufs. Darüber hinaus weiß man inzwischen, daß der Extrakt aus Rosmarinblättern eine ähnliche östrogenstimulierende Wirkung hat wie das Follikelhormon FSH (→ Seite 14). Deshalb werden Rosmarin-Tee und Fertigpräparate bei Menstruationsstörungen während der Prämenopause (→ Seite 17), bei Nervosität (→ Seite 30), niedrigem Blutdruck und allgemeiner Abgeschlagenheit verwendet.

Wirkt anregend

● Rosmarin-Tee: 1 gehäuften Teelöffel Rosmarinblätter mit 1/4 l kaltem Wasser kurz aufkochen, abseihen; bei Bedarf täglich morgens und mittags je 1 Tasse Tee (ungesüßt).

Steinklee
(Melilotus officinalis – Schmetterlingsblütengewächs)

In Kombinationspräparaten wie Spiraphan oder Homövowen wird Steinklee-Extrakt hauptsächlich bei Gefäßschwäche sowie bei arteriellen und venösen Durchblutungsstörungen eingesetzt.

Wirkt krampf-lösend

Für den in der Volksheilkunde beliebten Tee aus Steinklee, auch Honigklee genannt, werden nur die Blüten verwendet. Er wirkt krampflösend und beruhigend und eignet sich deshalb gut zur Behandlung von Schlafstörungen (→ Seite 28) sowie bei nervösen Störungen (→ Seite 30) in den Wechseljahren und danach. Auch bei Harnwegsinfektionen (→ Seite 34) wird Steinklee-Tee wegen seiner harntreibenden Wirkung oft eingesetzt.

Wichtig: Wie fast alle Phytotherapeutika ist auch Steinklee nebenwirkungsfrei, allerdings enthalten die Fertigpräparate oft einen hohen Alkoholanteil.

● Steinklee-Tee: 1 bis 2 Teelöffel Steinkleekraut mit 1/4 l kochendem Wasser übergießen, 10 Minuten ziehen lassen, abseihen; bei Bedarf täglich 2 bis 3 Tassen (ungesüßt).

Johanniskraut
(Hypericum perforatum – Hartheugewächs)

Blüten und Blätter des Johanniskrautes enthalten viel ätherisches Öl und den Wirkstoff Hypericin. Auf diesen beiden Inhaltsstoffen beruht die besondere Heilwirkung des Johanniskraut-Öls, das auch Rot-Öl genannt wird. Zur innerlichen Anwendung verarbeitet man die ganze Pflanze zu Tee, Tropfen oder frischem Preßsaft. Auch in Fertigpräparaten wie Rotöl-Kapseln, Hyperforat und Psychotonin ist Johanniskraut enthalten. Regelmäßig über mindestens vier bis sechs Wochen hinweg eingenommen, hilft es ausgezeichnet bei nervöser Unruhe und depressiven Verstimmungen; der Preßsaft wird übrigens auch erfolgreich bei Magengeschwüren angewendet.

Hilft bei Verstimmung

Wichtig: Da Johanniskraut die Lichtempfindlichkeit der Haut erhöht, sollten Sie während der Anwendung mit Johanniskraut die pralle Sonne, Höhensonne und Solarien meiden.

● Johanniskraut-Tee: 1 bis 2 Teelöffel Johanniskraut mit 1/4 l kaltem Wasser übergießen, kurz aufkochen, 3 Minuten ziehen lassen, abseihen; kurmäßig über 4 bis 6 Wochen täglich 2 bis 3 Tassen (ungesüßt).

Herzgespann
(Leonurus Cardiaca – Lippenblütengewächs)

Ein Tee oder eine Tee-Mischung (→ Rezept Seite 83) aus den getrockneten Blättern und Blüten dieser Heilpflanze hat sich vor allem bewährt bei Hitzewallungen (→ Seite 25), Herzklopfen und nervöser Unruhe sowie bei depressiven Verstimmungen (→ Seite 30) und bei Schlaflosigkeit (→ Seite 28).

Beruhigt

● Herzgespann-Tee: 2 Teelöffel Herzgespannkraut mit 1/4 l kochendem Wasser übergießen, 10 Minuten ziehen lassen, abseihen; bei Bedarf oder kurmäßig über 2 bis 4 Wochen täglich 2 bis 3 Tassen (ungesüßt).

Kawa-Kawa
(Piper mithysticum – Pfeffergewächs)

In Fertigpräparaten wie Kavasedon und Kavaform wird der Extrakt aus der Wurzel durch seine beruhigende, krampflösende Wirkung vor allem bei Nervosität (→ Seite 30), Schlafstörungen (→ Seite 28), depressiven Verstimmungen (→ Seite 30) und zur Anregung bei Konzentrationsmangel und Antriebsschwäche eingesetzt.

Wirkt krampflösend

Nachtkerzen-Öl

Regt den Stoffwechsel an

Nachtkerzen-Öl, das als Fertigpräparat (zum Beispiel Efamol) angeboten wird, hat keine spezifische Wirkung bei Wechseljahrsbeschwerden, wird jedoch oft eingesetzt, um den gesamten Stoffwechsel während der Wechseljahre mit Hilfe von wichtigen essentiellen Fettsäuren anzuregen und ihn damit zu stärken und zu stabilisieren.

Teemischungen

● Herzgespann-Johanniskraut-Teemischung bei Hitzewallungen mit starkem Herzklopfen (→ Seite 25), bei Angst und Unruhe (→ Seite 30).
Mischung: 20 Gramm Herzgespann, 15 Gramm Johanniskraut, 10 Gramm Weißdorn, 10 Gramm Melisse, 5 Gramm Baldrian.
Zubereitung: 2 Teelöffel dieser Mischung mit 1/4 l kochendem Wasser übergießen, 5 Minuten ziehen lassen, abseihen; bei Bedarf täglich 2 bis 3 Tassen (ungesüßt).

● Hopfen-Melissen-Baldrian-Teemischung bei Nervosität und Gereiztheit (→ Seite 30), Schlafstörungen (→ Seite 28).
Mischung: 20 Gramm Hopfenzapfen, 20 Gramm Melisse, 10 Gramm Baldrian.
Zubereitung: 2 gehäufte Teelöffel dieser Mischung mit 1/4 l lauwarmem Wasser übergießen, 5 Stunden zugedeckt ziehen lassen, abseihen, auf Trinktemperatur erwärmen; bei Bedarf täglich 2 Tassen (ungesüßt). Als Schlaftrunk: 1/2 Stunde vor dem Schlafengehen 1 Tasse (mit 1 Teelöffel Honig gesüßt; Diabetikerinnen nicht süßen).

Beruhigt, fördert den Schlaf

● Johanniskraut-Melissen-Hopfen-Teemischung bei depressiven Verstimmungen (→ Seite 30).
Mischung: 20 Gramm Johanniskraut, 20 Gramm Melisse, 20 Gramm Hopfenzapfen.
Zubereitung: 2 gehäufte Teelöffel dieser Mischung mit 1/4 l kochendem Wasser übergießen, 10 Minuten ziehen lassen, abseihen; kurmäßig über 6 Wochen täglich morgens und mittags je 1 Tasse (ungesüßt).

Die Widerstandskräfte stärken: Kneippen

Heilsame Wasserreize

Das Wissen um die heilsame Wirkung des Wassers und seine Anwendung zur Vorbeugung und Linderung von Krankheiten und Beschwerden – die Hydrotherapie (griechisch Hydro = Wasser) – ist schon seit Menschengedenken bekannt. Von dem Bad Wörishofener Pfarrer Sebastian Kneipp (1821 bis 1897) wurde sie vor mehr als hundert Jahren neu »entdeckt«: An schwerer Lungentuberkulose erkrankt und von den Ärzten aufgegeben, stieß er auf der Suche nach Heilungsmöglichkeiten – auf Wasser. Nach kurzer Zeit war er von der damals noch unheilbaren Krankheit genesen. Schon während dieser Behandlung wurde ihm bewußt – und der Erfolg seiner Behandlung bestätigte dies immer wieder – welch heilsame Wirkung Wasserreize auf den Organismus haben.

Angeregt durch die Prinzipien des Hippokrates (460 bis 377 v. Chr.), dem berühmten griechischen Arzt der Antike und Begründer der abendländischen Medizin, kam er schließlich zu dem Schluß, daß der Mensch als Einheit von Körper, Seele und Geist nur in harmonischer Verbindung mit der Natur und ihren Gesetzen gesund bleiben und gesund werden kann. Aus dieser Sicht formulierte er die fünf »Säulen« für eine ganzheitliche Gesundheit:

Für Körper, Geist und Seele

Die fünf Kneippschen »Säulen«

● Die Heilkraft des Wassers – sowohl zur äußerlichen Therapie als auch zur inneren Reinigung und zur Anregung des gesamten Organismus.
● Die Heilkraft der Pflanzen, deren Inhaltsstoffe als Tee, Saft, Tropfen, Tinktur, Dragees, Öl oder Salbe genutzt werden.

84

● Die lebenspendende Kraft gesunder, naturbelassener Ernährung.
● Die gesunderhaltende Kraft einer regelmäßigen, ausgewogenen Bewegung.
● Die seelische und geistige Harmonie unter Beachtung natürlicher Rhythmen in der Natur und im menschlichen Biorhythmus.

Auf diesen Prinzipien ist auch die Kneipp-Kur aufgebaut, die gerade Frauen in den Wechseljahren eine gute Möglichkeit der umfassenden inneren und äußeren Regeneration bietet. **Kneipp-Kur**
Wenn Ihr Hausarzt oder Gynäkologe eine solche Kur befürwortet, werden die Kosten von der Krankenkasse zumindest teilweise, wenn nicht sogar vollständig übernommen.

Wasseranwendungen – so wird's gemacht

Vorausgesetzt, Sie leiden nicht an behandlungsbedürftigen Krankheiten, kann Ihnen die Heilkraft des Wassers auch zu Hause auf ideale Weise bei verschiedenen Beschwerden **Stärkung** helfen, sei es bei vegetativen Störungen wie Hitzewallun- **und** gen, Schlafstörungen, Gereiztheit oder depressiven Verstim- **Anregung** mungen, als auch zur Anregung (Tonisierung) des Kreislaufs, des gesamten Stoffwechsels und zur Stärkung Ihrer Abwehrkräfte.

Wasseranwendungen gibt es als Voll- und Halbbäder, als Teilbäder wie Fuß- und Armbäder oder als Körpergüsse, warme und kalte Wickel; auch Wassertreten gehört dazu (→ Bücher, die weiterhelfen, Seite 105). Um Ihnen einen ersten Eindruck zu geben, stelle ich Ihnen im folgenden drei der bekanntesten Anwendungen aus der Vielzahl von Möglichkeiten vor. Unbedingt zu beachten ist dabei:

● Wasseranwendungen haben eine tiefgreifende Wirkung – vergewissern Sie sich deshalb auf jeden Fall vorher bei **Wichtig** Ihrem Arzt, ob er eine solche Behandlung befürwortet!
● Nehmen Sie sich genügend Zeit – auch zum Nachruhen hinterher!
● Sorgen Sie für eine angenehme Raumtemperatur (etwa 19° bis 21 °C) – Sie dürfen dabei nicht frieren.
● Verzichten Sie auf schwarzen Tee, Kaffee und Nikotin unmittelbar vor und nach einer Anwendung.

Das ist zu beachten

● Führen Sie größere Anwendungen wie ein Vollbad nicht auf leeren Magen und frühestens eine Stunde nach dem Essen durch. Bei »kleinen« Anwendungen wie dem Wechselfußbad und dem kalten Armbad genügen 30 Minuten.

● Verspüren Sie während einer Anwendung plötzlich Schwindelgefühl, Schwarzwerden vor den Augen, Kältezittern oder übermäßiges Herzklopfen, brechen Sie die Anwendung bitte sofort ab. Legen Sie sich hin und atmen Sie tief durch, bis die Beschwerden wieder abgeklungen sind.

Wechselfußbad

Gegen Schlafstörungen, Nervosität, Kopfschmerzen, bei Infektanfälligkeit und zur Anregung des Kreislaufs und des Stoffwechsels:

Dabei hilft es

● Zwei Fußbadewannen oder Eimer bereitstellen; in das eine Gefäß 36 ° bis 38 °C warmes Wasser füllen, ins andere 18 °C kaltes Wasser. Die Gefäße so vor einen Stuhl stellen, daß sie im Sitzen leicht zu erreichen sind. Bequem hinsetzen und beide Beine bis zu den Waden (bei Krampfadern nur bis zu den Knöcheln) solange ins warme Wasser stellen, bis sie angenehm warm sind (etwa 5 Minuten). Anschließend beide Beine für 10 bis 15 Sekunden ins kalte Wasser tauchen. Den Vorgang einmal wiederholen; anschließend das Wasser abstreifen, nur die Fußsohlen abtrocknen, warme Strümpfe (aus Baumwolle oder Wolle) anziehen und einige Minuten nachruhen (bei Schlafstörungen nach dem Fußbad ins Bett).

Kaltes Armbad

Einfach anzuwenden

Bei Hitzewallungen, Müdigkeit, körperlicher und geistiger Erschöpfung und zur Beruhigung des vegetativen Nervensystems:

● Waschbecken mit 18 °C kaltem Wasser füllen. Einen Stuhl so vor das Becken stellen, daß Sie bequem sitzen. Beide Arme entspannt bis zur Oberarmhöhe für 10 Sekunden (oder bis Sie ein Kältegefühl verspüren) ins Wasser legen, die Hände dabei leicht bewegen. Abtropfen lassen und abtrocknen.

Vollbad

Bei innerlicher und äußerlicher Verspannung, Einschlafstörungen (dann vor dem Schlafengehen durchführen) und Erschöpfung sowie zur Anregung des vegetativen Nervensystems und des Stoffwechsels:

- Badewanne mit soviel warmem Wasser (37 °C) füllen, daß es den Körper bis zum Hals bedeckt. Wenn Sie möchten, einen Badezusatz, etwa einen Pflanzenextrakt (→ Seite 70), hinzugeben. Etwa 10 bis 15 Minuten darin baden; danach gut abtrocknen, etwas Warmes anziehen und mindestens 20 Minuten nachruhen (bei Einschlafstörungen nach dem Bad ins Bett).

Entspannend oder anregend

Homöopathie hilft heilen

Mit »Homöopathie« (griechisch homöos = das Ähnliche, pathos = Leiden) wird eine ebenso einfache wie wirkungsvolle Behandlungsmethode bezeichnet, die, 1790 von dem Arzt Samuel Hahnemann (1755 bis 1843) entwickelt, seither weltweit mit großem Erfolg eingesetzt wird. Nach dem Prinzip »Ähnliches möge Ähnliches heilen« werden die Beschwerden eines Kranken mit den Mitteln behandelt, die, würde man sie einem Gesunden verabreichen, eben diese Beschwerden hervorrufen. Leidet ein Mensch zum Beispiel an Schlafstörungen, weil er überwach, überreizt, überdreht ist, bekommt er nach dem homöopathischen Prinzip das Mittel »Coffea«, die homöopathische Aufbereitung des Kaffees, das bei einem Gesunden, wenn er zuviel Kaffee getrunken hat, diese Symptome hervorruft.

»Ähnliches möge Ähnliches heilen«

Da es viele verschiedene Ursachen und Ausprägungen von Schlafstörungen gibt, werden unterschiedlich wirkende Homöopathika (homöopathische Mittel) eingesetzt, die den Symptomen der Störungen genau entsprechen. Dasselbe gilt für jede andere körperliche und seelische Krankheit.

In der Homöopathie wird nämlich der ganze Mensch behandelt – Körper, Geist und Seele gleichermaßen. Diese Behandlungsweise gründet auf der Vorstellung, daß der Mensch nur dann gesund ist, wenn seine Lebenskräfte aus-

Der ganze Mensch wird behandelt

**Harmonie =
Gesundheit**

gewogen, in Harmonie miteinander sind. Ist diese Harmonie gestört, entsteht Krankheit. Homöopathische Mittel unterstützen den solcherart gestörten Organismus nun darin, zum Gleichgewicht seiner Kräfte, zur Harmonie zurückzufinden.

Die Homöopathie steht mit dieser Sichtweise und mit ihrer Art der Behandlung im Gegensatz zur Allopathie, zur »entgegengesetzt wirkenden« Heilmethode (griechisch allos = das Andere) der herkömmlichen Medizin, die etwa bei den oben erwähnten Schlafstörungen als »entgegengesetztes« ein Beruhigungsmittel geben würde.

Homöopathische Mittel werden aus pflanzlichen, mineralischen, menschlichen und tierischen Substanzen nach einem besonderen Verfahren bereitet, das man »Potenzierung« nennt: 1 Teil Ursubstanz wird mit 9 Teilen Trägersubstanz (Milchzucker für Globuli und Tabletten, Alkohol für Tropfen) verrieben oder verschüttelt, dies ergibt die Potenz D1; 1 Teil D1 mit 9 Teilen Trägersubstanz aufbereitet, ergibt das Mittel der Potenz D2. Auf diese Weise entstehen alle Mittel bis hin zu sehr hoch potenzierten, beispielsweise D300. In hohen Potenzen läßt sich zwar von der grobstofflichen Ursubstanz nur noch wenig oder nichts mehr nachweisen, die feinstoffliche Energie der Ursubstanz jedoch ist im Homöopatikum enthalten. Als Tropfen, Kügelchen (Globuli) oder Tabletten verabreicht, spricht diese Energie nun die Energie im menschlichen Organismus an, bringt sie gleichsam zum Schwingen und bewirkt damit die Heilung.

Potenzierung

Durch diese Art der Zubereitung sind selbst hochgiftige Substanzen wie die Tollkirsche (Belladonna) – ein wichtiges Mittel in der Homöopathie –, in richtiger Potenzierung und Dosierung verabreicht, ohne Nebenwirkungen.

**Beschwerden
auf natürliche
Weise lindern**

Gerade Beschwerden der Wechseljahre lassen sich mit homöopathischen Mitteln auf natürliche und harmonische Weise lindern und heilen. Voraussetzung dafür ist jedoch eine genaue Kenntnis dieser Methode, denn nur das wirklich für einen Menschen und seine Beschwerden »passende« Mittel kann helfen. Um es finden zu können, bedarf es genauer Informationen und einer großen Erfahrung mit der Homöopathie. Bei der Wahl des Mittels kommt es auf viele individuelle Begleiterscheinungen an, die den ganzen Menschen betreffen, und die einem Laien mitunter erst auf gezielte Fragen des Homöopathen bewußt werden. Deshalb lassen sich allgemein gültige Anwendungen, wie etwa bei den Heilpflanzen-Tees, für Homöopathika kaum geben.

Dennoch möchte ich Ihnen im folgenden einige der wichtigsten homöopathischen Mittel vorstellen, die mit am häufigsten bei Beschwerden in den Wechseljahren in Frage kommen:

Mittel, die häufig helfen

Cimicifuga (Wanzenkraut)

Cimicifuga ist eines der Homöopathika, das oft bei Wechseljahrsbeschwerden eingesetzt wird. Es ist dann angezeigt, wenn Sie unter Kopfschmerzen, Herzklopfen, Gereiztheit, Unruhe, Angst und depressiven Verstimmungen leiden, ebenso wenn die Monatsblutungen unregelmäßig werden, da es über die Hirnanhangsdrüse die Eierstocksfunktion beeinflußt (→ Seite 14).

Pulsatilla (Küchenschelle)

Wenn Sie oft traurig sind

Pulsatilla gilt als ein »Frauenmittel«, das sehr gut hilft, wenn Sie unter starken Stimmungsschwankungen leiden, schnell überempfindlich reagieren oder immer wieder ohne ersichtlichen Grund in Tränen ausbrechen und Ihnen alles als »dunkle Wolke« erscheint; wenn Sie sich unverstanden fühlen und Sie viel Zuwendung und Mitgefühl nötig haben.

Chamomilla (Kamille)

Chamomilla wirkt gleichfalls harmonisierend auf das Seelenleben, vor allem, wenn Sie schnell gereizt und zornig sind. Auch bei innerer Unruhe und Nervosität ist es oft angezeigt.

Sanguinaria canadensis (Blutwurzel)

Sanguinaria hat sich bei Hitzewallungen bewährt, vor allem, wenn Sie unter erhöhtem Blutandrang zum Kopf leiden, verbunden mit Kopfschmerzen oder Migräne, Schwindel, Schwitzen oder Kälteschauern sowie bei nervösen Herzbeschwerden.

Bei Hitzewallungen

Acidum sulfuricum (Schwefelsäure)

Acidum sulfuricum hilft bei Hitzewallungen mit starkem Schwitzen und nervösen Herzbeschwerden, vor allem dann, wenn Sie sich gleichzeitig schwach und depressiv gestimmt fühlen.

Ignatia (Ignazbohne)

Bei starken Stimmungs-schwan-kungen

Ignatia wird ebenfalls häufig bei Wechseljahrsbeschwerden angewendet, vor allem dann, wenn Sie an starken Stimmungsschwankungen, depressiven Verstimmungen, Nervosität und Weinerlichkeit leiden, dabei empfindlich auf Kälte reagieren und zu Kopfschmerzen und Migräne neigen.

Sepia (Tintenfisch)

Sepia ist oft dann angezeigt, wenn Sie unter Hitzwallungen, bei denen Sie stark schwitzen, und anschließend unter Kälteschauern leiden, bei unregelmäßigen Monatsblutungen, wenn Sie nervös sind oder Angstgefühle und depressive Verstimmungen Ihnen zu schaffen machen.

Phosphorus (Phosphor)

Dieses Homöopathikum ist ein bewährtes Mittel zur Stärkung der Nerven. Wenn Sie zu Schlafstörungen neigen, sich ohne erkennbaren Grund oft erschöpft und ausgelaugt fühlen, dabei gereizt und ängstlich sind, ist häufig Phosphor angezeigt. Auch hormonell bedingte Beschwerden wie Kopfschmerzen, Schwindelgefühle und Herzklopfen lassen sich oft gut mit Phosphor behandeln.

Stärkt bei Erschöpfung

Homöopathische Komplexmittel

In der »klassischen« Homöopathie wird grundsätzlich immer nur ein Mittel verwendet, das heißt, verändert sich während einer Behandlung das Krankheits- oder Beschwerdebild, wird jeweils das Mittel gegeben, das dem gerade vorliegenden Beschwerdebild am meisten entspricht.

Anders verhält es sich bei den homöopathischen Komplexmitteln und Kombinationspräparaten, die mehrere homöopathische oder pflanzliche Wirkstoffe enthalten. Die Behandlung mit diesen Mitteln ist zwar unter homöopathischen Ärzten umstritten, bietet aber – bei leichten Beschwerden – dem interessierten Laien die Möglichkeit, sich selbst zu helfen. Die homöopathischen Komplexmittel sind bei richtiger Anwendung mit Sicherheit nebenwirkungsfrei. Sie bekommen sie rezeptfrei in der Apotheke; hinsichtlich Einnahmemenge und -dauer richten Sie sich bitte nach der Packungsbeilage.

Rezeptfrei

Zu den bekanntesten homöopathischen Komplexmitteln zur Behandlung von Beschwerden in den Wechseljahren zählen:
Klimakt-Heel, Feminon liquid, Naranofem-Tropfen, Echtroklim, Klimax Fink, Schwöklimakt, Bomakliman, Klimo-geral F, Aureoplatin, Multiplex Nr. 5 oder Klimax-N.
Wenn Sie sich für diese wirkungsvolle natürliche Behandlungsmethode interessieren: Auf Seite 105 habe ich Ihnen Bücher über Homöopathie zusammengestellt, die Ihnen weiterhelfen können. Auf Seite 107 finden Sie Adressen von Institutionen, bei denen Sie sich nach einem Homöopathen in Ihrer Nähe erkundigen können.

Die Lebenskraft der Pflanzen nutzen: Ätherische Öle

Die ätherischen Öle (griechisch aither = »Himmelsluft«) haben Sie bereits auf Seite 69 als besonders gute Mittel der Haar- und Körperpflege kennengelernt – dies ist jedoch nur einer ihrer möglichen Anwendungsbereiche.

Die »Seele« der Pflanzen

Ätherische Öle sind die Energieträger, die Lebenskraft, das Essentielle – die Seele – einer Pflanze; sie sind es auch, die ihren Duft bewirken. Als leicht flüchtige, nicht wasserlösliche Substanzen, die auf verschiedene Weise (etwa durch Wasserdampfdestillation oder Extraktion) aus Blüten, Blättern, Wurzeln, Samen, Fruchtschalen, Rinden und Hölzern von Blumen, Bäumen, Gräsern und Moosen gewonnen werden und jeweils viele unterschiedlich wirkende Inhaltsstoffe enthalten, werden sie seit Jahrtausenden für Heilzwecke und bei der Herstellung von Parfums genutzt. Durch die Entdeckungen der modernen Medizin und der synthetischen

Altbewährt, wirkungsvoll

91

Duftstoffgewinnung wurden sie lange Zeit in den Hintergrund gedrängt und erst mit Beginn unseres Jahrhunderts durch den französischen Chemiker René-Maurice Gattefossé (1881 bis 1950) »wiederentdeckt«. Er prägte den modernen Begriff »Aromatherapie« (Heilen mit ätherischen Ölen), und seiner Forschungsarbeit sowie vielen weiteren wissenschaftlichen Untersuchungen ist es zu verdanken, daß diese Therapieform heute immer häufiger – meist als begleitende Maßnahme – angewendet wird.

Ganzheitliche Wirkung Die ätherischen Öle wirken auf ganzheitliche Weise sowohl über die Haut und Schleimhäute als auch über den Geruchssinn, der eng mit dem limbischen System, einer »Steuerzentrale« im Gehirn, verbunden ist. Das bedeutet, daß sie unmittelbaren Einfluß sowohl auf körperliche Vorgänge als auch auf das Gehirn nehmen, von dem aus das vegetative Nervensystem (→ Seite 40) wie auch die Gefühle »gesteuert« werden, was wiederum körperliche Vorgänge beeinflußt.

Doch nicht nur in der Aromapflege, das heißt im kosmetischen Bereich, und in der Aromatherapie bei verschiedenen Beschwerden und Krankheiten werden die ätherischen Öle erfolgreich eingesetzt; auch in der Küche zum Würzen und im Haushalt lassen sie sich auf vielfältige Weise anwenden. **Vielseitig anzuwenden** Durch ihre große harmonisierende Kraft können Ihnen die ätherischen Öle gerade bei den oft psychosomatisch bedingten Beschwerden der Wechseljahre von großem Nutzen sein. Auf Seite 105 habe ich Ihnen Bücher genannt, in denen Sie mehr über ihre Wirkweise und Anwendungsmöglichkeiten sowie über den Umgang mit diesen hochwirksamen »himmlischen« Substanzen erfahren können.

Mit Bach-Blüten an sich selbst arbeiten

Eine weitere Methode, die sich ebenfalls die Heilkraft der Pflanzen zunutze gemacht hat, ist die Bach-Blütentherapie; sie wurde in den dreißiger Jahren dieses Jahrhunderts von dem englischen Arzt Dr. Edward Bach (1886 bis 1936) entwickelt und hat seither unzähligen Menschen geholfen.

Bach ging davon aus, daß die Ursache jeder Beschwerde, jeder Krankheit in seelischen Unstimmigkeiten, Charakterschwächen oder einer negativen Einstellung sich selbst und dem Leben gegenüber zu suchen ist. Mit schier unglaublicher Intuition entdeckte er im Lauf mehrerer Jahre, daß durch die jeweils unterschiedlich wirkende Kraft von 37 Pflanzen – den Bach-Blüten – und von Quellwasser jeder nur mögliche negative Gemütszustand eines Menschen ins Positive gewendet und damit Beschwerden und Krankheiten der Boden entzogen werden kann.

Sanfte Hilfe für die Seele

Bachs Menschenbild

Bach, ein von tiefer Religiosität (lat. religio = Rückverbindung) geprägter Mensch, verstand dabei »negativ« und »positiv« in einem besonderen Sinn: Er ging davon aus, daß jeder Mensch seinem Ursprung nach ein göttliches Wesen und damit in vollkommener Harmonie ist. Unter »negativ« verstand er, daß der Mensch seinen göttlichen Ursprung durch äußere Umstände mehr und mehr vergißt, was ihn unzufrieden, mutlos, verzweifelt oder ängstlich werden läßt und ihn letztlich krank macht. Erst indem er sich wieder daran erinnert, kann er diesen negativen Zustand des Vergessens in einen positiven umwandeln, der sich in Zufriedenheit, Mut, Verständinis und Liebe für sich selbst und andere ausdrückt. In diesem Sinne nutzte er die Bach-Blüten nicht nur in der seelischen Beeinflussung von Krankheiten, sondern auch als spirituelle »Wegweiser« auf dem Weg der Weiterentwicklung eines Menschen.

Bachs Therapie-Ansatz

Das Gewinnungsverfahren der Bach-Blüten ist denkbar einfach: Die jeweiligen Blüten werden entweder abgekocht oder, in Wasser gelegt, der Sonne ausgesetzt. Das so mit der Energie der jeweiligen Blüte »aufgeladene« Wasser wird mit Alkohol haltbar gemacht und in kleine Fläschchen abgefüllt. Diesen »stockbottles« werden wiederum nur einige Tropfen entnommen, nochmals verdünnt und tropfenweise eingenommen.

Bei den oft tiefgreifenden seelischen Umstellungen in den Wechseljahren und danach können die Bach-Blüten eine große Hilfe und Bereicherung sein. Auf Seite 105 nenne ich Ihnen Bücher, die Ihnen zeigen, wie Sie die Bach-Blüten für sich nutzen können.

Die Lebensenergie anregen: Akupressur

Einheit von Körper, Geist und Seele

Die Akupressur (lat. acus = Punkt, pressum = Druck) ist eine jahrtausendealte chinesische Heilmethode. Sie gründet auf der Vorstellung, daß Körper, Seele und Geist eine energetische Einheit bilden und somit in engster wechselseitiger Beziehung stehen. Der ungehinderte Austausch zwischen diesen Kräften bedeutet Gesundheit und Wohlbefinden. Im chinesischen Denken ist der menschliche Organismus ein Spiegelbild der Welt und des Kosmos, wobei alle körperlichen Vorgänge der gleichen natürlichen Ordnung unterliegen wie die Naturgesetze. Wird diese Ordnung gestört, entsteht ein energetisches Ungleichgewicht, die Lebensenergie (chinesisch »Chi«) wird entweder geschwächt oder aber blockiert, was zu einem Energiestau führt. Dieses Ungleichgewicht zeigt sich in körperlichen und seelischen Beschwerden und Krankheiten, mit denen der Organismus versucht, den gestörten Fluß der Lebensenergie wiederherzustellen.

Energiestau = Krankheit

Energiefluß = Gesundheit

Ziel der Akupressur ist, den Organismus darin zu unterstützen, die Lebensenergie wieder in ihren natürlichen Fluß zu bringen und im Gleichgewicht zu halten. Ist sie geschwächt, wird Energie zugeführt, hat zuviel Energie zu Blockaden geführt, wird sie abgeleitet. Diese Lebensenergie bewegt sich im Körper in Energiebahnen, den zwölf Meridianen, die man sich vorstellen kann als ein Netz von eng miteinander verbundenen Energieleitungen. Diese Energiebahnen haben nichts mit dem Verlauf der Blutgefäße oder der Lymphkanäle und nur wenig mit den Nervenbahnen gemein. Darüber hinaus gibt es noch viele kleinere Energiebahnen.

Energiebahnen im Körper

Bei der Akupressur, auch Druckpunktmassage genannt, werden – je nach Beschwerde – bestimmte Punkte auf den Meridianen auf besondere Weise massiert, um den Energiefluß wieder in Gang zu bringen. Die meisten dieser Punkte befinden sich auf den großen Energiebahnen nahe der Körperoberfläche, einige Spezialpunkte liegen auf den kleineren Nebenbahnen.

Die Akupressur hat den großen Vorteil, daß sie ohne medizinische Vorkenntnisse überall und zu jeder Zeit angewendet werden kann, weil man keinerlei Hilfsmittel braucht.

Bei Beschwerden in den Wechseljahren kann sie durch ihre ausgleichende Wirkung auf das Nervensystem helfen, so

So hilft Akupressur

- bei Gereiztheit, Nervosität, Angstzuständen und Schlafstörungen,
- bei Bluthochdruck,
- bei Blasenstörungen,
- bei Müdigkeit und Konzentrationsstörungen,
- bei Kopfschmerzen und Migräne,
- bei Übergewicht und Verstopfung,
- bei Kreislaufstörungen und Schwindelgefühlen,
- bei sexuellen Störungen,
- bei der Ausschaltung von Schmerzen.

Leicht zu erlernen

Diese ebenso einfache wie verblüffend wirksame Methode wird bei uns in den letzten Jahren immer häufiger genutzt. Wenn Sie sich dafür interessieren, finden Sie auf Seite 105 Angaben zu Büchern, die Ihnen zeigen, wie Sie die Akupressur bei sich (oder auch bei anderen) anwenden können und was Sie dabei beachten müssen. Sie können sich auch bei Ihrem Arzt nach Therapeuten erkundigen, die mit dieser Methode behandeln.

Zu äußerer und innerer Harmonie gelangen: Yoga

Yoga ist gleichfalls eine jahrtausendealte Methode; sie kommt aus Indien und zählt zu einem der sechs Systeme der indischen Philosophie. Es gibt viele verschiedene Yoga-Schulen, deren Übungen seit uralten Zeiten von einem Lehrer (Guru, sanskrit: Gu = Finsternis, Ru = Licht, Guru = der aus der Finsternis zum Licht führt) an seine Schüler weitergegeben wurden und auf diese Weise bis heute lebendig geblieben sind.

Yoga ist weder eine Religion noch ein System komplizierter Körperverrenkungen, wie es bei uns mitunter mißverstanden wird, sondern in seinem ursprünglich Sinn ein Weg, der alle Bereiche des Lebens umfaßt und viele verschiedene Elemente enthält, von ethischen bis hin zu gesundheitsfördernden Prinzipien – Bewegung, gesunde Ernährung und in-

Umfaßt alle Bereiche des Lebens

nere und äußere Harmonie mit sich und der Welt. Deshalb sind Yoga-Übungen nur ein Element von vielen; sie haben das Ziel, Körper, Seele und Geist durch Entspannung und Harmonisierung zu so vollkommener Einheit zu bringen, daß sich der Mensch mit »Brahman« (Sanskrit = der »All-Seele«), dem Göttlichen Prinzip, verbinden kann.

Die Übungen – Die Yogaübungen sind verschiedene, in bestimmter Abfolge aufgebaute Körper-, Atem-, Meditations- und Konzentrationsübungen, die von jedem gesunden Menschen in jedem Alter durchgeführt werden können. Die Körperübungen (Asanas) – eher sind es Körperstellungen – basieren auf einem Wechsel von Anspannung und Entspannung und wirken damit harmonisierend und ausgleichend auf den ganzen Körper. Sie kräftigen die Muskeln, lockern Verspannungen und lassen Wirbelsäule und Gelenke beweglicher werden.

Die Atemübungen dienen dazu, gleichmäßig und entspannt atmen zu lernen, denn mit dem Atem nehmen wir nach dem Yoga-Prinzip Lebensenergie (Prana) auf. Ein regelmäßiger Atemfluß versorgt alle Bereiche des Körpers mit dieser Lebensenergie. **– was sie bewirken**

Meditations- und Konzentrationsübungen schließlich helfen, die Gedanken zur Ruhe zu bringen, sich von den Reizen der Außenwelt zu lösen und auf diese Weise mehr innere Gelassenheit zu entwickeln.

Wenn Ihnen Yoga interessant erscheint, können Sie heute in jeder größeren Stadt Yoga-Kurse besuchen, sowohl in Volkshochschulen als auch in besonderen Yogaschulen. Auf Seite 105 habe ich Ihnen Bücher genannt, die Ihnen erste Grundkenntnisse vermitteln können.

Sich selbst entspannen: Autogenes Training

Das Autogene Training – die »Konzentrative Selbstentspannung« – wurde 1920 von dem Berliner Nervenarzt Johannes Heinrich Schultz (1884 bis 1970) entwickelt und ist inzwischen zu einer der bekanntesten Entspannungsmethoden geworden. Der Grundgedanke des Autogenen Trainings ist, mit Hilfe autosuggestiver Übungen, das heißt bewußter (Selbst-)Beeinflussung eigener Körperfunktionen, zu innerer Ruhe zu gelangen, indem man lernt, die Muskeln zu entspannen, auf die Wärmeregulierung in bestimmten Körperregionen einzuwirken und in gewissem Umfang sogar die Herz-Kreislauftätigkeit zu beeinflussen. Dies geschieht durch die stumme Wiederholung formelhafter Sätze.

Worauf diese Methode basiert

Diese Methode wird heute bei vielen psychosomatisch bedingten Beschwerden eingesetzt, etwa

Gezielter Einsatz

● bei Nervosität, Abgespanntheit, Überreiztheit, Müdigkeit oder Schlaflosigkeit,

● bei Verkrampfungen und dadurch bedingten Schmerzen,

● bei seelischen Problemen wie Angst, innerer Unruhe oder depressive Verstimmungen,

● bei Durchblutungsstörungen (ständig kalte Hände und kalte Füße),

● bei Konzentrationsstörungen und Vergeßlichkeit,

● zur Suchtbekämpfung (etwa bei *leichter* Alkohol- oder bei Nikotinabhängigkeit).

Das Autogene Training hat vor allem bei Schlafstörungen, Herzrasen, Hitzewallungen, bei Angstzuständen und depressiven Verstimmungen, wie sie in den Wechseljahren häufig sind, lindernde Wirkung.

Grundstufe

Die Methode in ihrer vereinfachten Form ist leicht zu lernen, die Übungen können von jedem körperlich und seelisch gesunden Menschen zu jeder Zeit und überall durchgeführt werden.

Darüber hinaus gibt es eine »Oberstufe« des Autogenen Trainings zur Lösung seelischer Probleme. Diese Übungen sollten aber nur unter der Kontrolle eines Fachmannes durchgeführt werden.

Oberstufe

Wenn Sie sich für das Autogene Training interessieren, sprechen Sie bitte auf jeden Fall vorher mit Ihrem Arzt darüber. Hat er keine Bedenken, können Sie die Technik in einem Volkshochschulkurs oder bei einem autorisierten Therapeuten lernen. Bücher, die Ihnen vertiefte Kenntnisse zu dieser Methode vermitteln können, finden Sie auf Seite 105.

Entspannung lernen: Biofeedback

Botschaften aus dem Körper

Ähnlich wie bei Autogenem Training geht es bei Biofeedback darum, durch gezielte Entspannung äußerliche und innerliche Anspannungen zu lösen und so den Energiefluß wieder ins Gleichgewicht zu bringen, hier jedoch mit Hilfe von Meßgeräten. Biofeedback bedeutet – frei übersetzt – Rückmeldung bestimmter biologischer Funktionen. Für diese Rückmeldung wird eine Reihe von Geräten eingesetzt, die mit Hilfe zweier Elektroden am Finger beispielsweise Hautwiderstand, Hauttemperatur oder Muskelspannung messen und die Meßergebnisse durch ein optisches oder akustisches Signal mitteilen. Wenn Sie sich zum Beispiel verkrampfen, teilt das Meßgerät die zunehmende Muskelspannung durch ein ansteigendes Summen oder Piepsen mit. Sie konzentrieren sich nun unter Anleitung eines Fachmanns darauf, sich zu entspannen – etwa durch beruhigende Musik –, um den Ton wieder in den Normalbereich zurückzubringen. Die ermittelten Werte geben dem Arzt genauen Aufschluß darüber, welche äußeren Einflüsse zu Anspannung und welche zu Entspannung beitragen; er kann Ihnen aufgrund der jeweiligen Meßergebnisse sagen, wann Sie sich verspannen und was Ihnen am besten hilft, sich zu entspannen. Wenn Sie erst einmal gelernt haben, sich mit Hilfe des Biofeedbacks zu entspannen, können Sie die Entspannungsübungen später natürlich auch ohne Gerät durchführen.

Hilfe zur Selbsthilfe

Diese Methode, Entspannung zu lernen, obwohl immer noch umstritten, hat sich bis heute schon vielfach bewährt. Auch die Schulmedizin erkennt inzwischen an, daß durch Biofeedback zum Beispiel Migräne häufig gelindert wird und manche Patienten mit Bluthochdruck auf Medikamente verzichten können. Auch Nervosität, Stimmungsschwankungen und Schlafstörungen lassen sich damit eindeutig positiv beeinflussen.

Hormontherapie

Trotz der vielen Möglichkeiten zur Selbsthilfe, von denen Sie im letzten Kapitel erfahren haben, kann es während der Wechseljahre und in den Jahren danach zu Beschwerden kommen, bei denen der Arzt Ihnen vielleicht eine Behandlung mit Hormonen empfiehlt.

Wann sind Hormone sinnvoll?

Hormongaben sind angezeigt bei drohender oder bereits ausgeprägter Osteoporose (→ Seite 39), bei sehr häufigen, stark belastend wirkenden Hitzewallungen (→ Seite 25), bei schweren depressiven Verstimmungen (→ Seite 30), bei starken Blutungsstörungen (→ Seite 17) oder wenn die Eierstöcke operativ entfernt wurden und die Wechseljahre verfrüht eingetreten sind (→ Seite 22).

Der Arzt bestimmt die Therapie

Eine Hormontherapie beeinflußt dabei nicht den natürlichen Zeitpunkt der Menopause, sondern lindert nur jene Begleiterscheinungen, die das Wohlbefinden stark beeinträchtigen. Damit kann sie die Lebensqualität während der Wechseljahre steigern und helfen, gesundheitlichen Störungen vorzubeugen.

In der Hormontherapie hat es in den letzten Jahrzehnten große Fortschritte gegeben: Wurden Frauen früher, ähnlich wie zur »Kinderzeit« der Pille, mit großen Hormongaben behandelt, die häufig unerwünschte Nebenwirkungen zeigten, läßt sich heute eine Hormonbehandlung genau auf die individuellen Bedürfnisse abstimmen.

Dennoch hat jedes wirksame Mittel auch Nebenwirkungen – die Nebenwirkungen der Hormontherapie unterscheiden sich jedoch grundlegend von denen der Pille (→ Seite 20). Zur Hormonbehandlung in den Wechseljahren werden andere Präparate verwendet als zur Empfängnisverhütung, nämlich überwiegend natürliche Östrogene. Dadurch wird das Risiko von Thrombosen und Embolien kaum nachweisbar erhöht. Einige Begleiterscheinungen gibt es natürlich doch:

Natürliche Östrogene

● Die Östrogene der Hormontherapie fördern Flüssigkeitseinlagerungen ins Gewebe, die zu Ödemen führen können. Kopfschmerzen, Übelkeit, ein Spannungsgefühl in den Brü-

Mögliche Nebenwirkungen

sten und eine mäßige Gewichtszunahme von zwei bis drei Kilogramm können ebenfalls vorkommen.

● Auch die Gestagene – so bezeichnet man das synthetisch hergestellte Progesteron (→ Seite 14) – können Flüssigkeitseinlagerungen und ein Spannungsgefühl in den Brüsten verursachen. Da sie den Appetit anregen, können sie zur Gewichtszunahme führen.

Diese unerwünschten Begleiterscheinungen einer Hormonbehandlung können meist durch einen Wechsel des Präparates behoben oder zumindest gebessert werden. Auch der Zeitpunkt der Einnahme spielt eine Rolle. Manche Beschwerden wie Übelkeit, Magendrücken und Darmprobleme treten etwa bei abendlicher Einnahme nicht auf.

Sprechen Sie mit Ihrem Arzt

Ihr Arzt wird versuchen, die Nebenwirkungen der Behandlung so gering wie möglich zu halten. Dazu sind manchmal einige Versuche nötig, bis das richtige Präparat in der richtigen Dosierung gefunden ist. Die Therapie sollte jedoch abgebrochen werden, wenn die Begleiterscheinungen schwerer wiegen als der gesundheitliche Nutzen.

Wann sind Hormone nicht geeignet?

Hilfe oder Risiko? –

Vor einer Hormonbehandlung wird jeder verantwortungsbewußte Arzt die Vorteile und Risiken genau gegeneinander abwägen, denn es gibt eine Reihe von Einschränkungen, die eine Behandlung ausschließen oder nur eine sehr niedrige Dosierung zulassen; in diesem Fall wird Ihr Arzt Ihnen andere, natürliche Behandlungsmethoden empfehlen (→ Seite 74). So dürfen Hormone gar nicht oder nur eingeschränkt angewendet werden

– Ihr Arzt wägt ab

● bei akuter oder erst kürzlich überstandener Leberentzündung (Hepatitis) und einigen anderen Krankheiten von Leber und Gallenblase;

● nach einer früheren Krebserkrankung der Gebärmutter oder der Brustdrüsen sowie bei Hautkrebs;

● bedingt bei Myomen (gutartigen Geschwülsten) in der Muskulatur der Gebärmutter;

● nach Thrombosen oder Embolien;

Nur Ihr Arzt kann entscheiden

● nach einem Schlaganfall und wenn blutverdünnende Medikamente eingenommen werden müssen;
● bedingt bei Diabetes mellitus (Zuckerkrankheit) und einigen anderen, selteneren Stoffwechselkrankheiten;
● bedingt bei Migräne mit häufigen Anfällen von Kopfschmerzen und Übelkeit;
● bei Endometriose, also einer Ansiedlung von Gebärmutterschleimhaut außerhalb der Gebärmutterhöhle.

Welche Hormontherapien gibt es heute?

Künstlich hergestellte Hormone

Zur Behandlung der Beschwerden verwendet man entweder »synthetische« (künstlich hergestellte) oder »konjugierte« (natürliche) Hormone. Dabei geht es vor allem um die Östrogene Östradiol, Östron und Östrol (→ Seite 14), die aus dem Harn trächtiger Stuten gewonnen werden. In der Wirkung sind natürliche und künstlich hergestellte Hormone durchaus vergleichbar.

Natürliche Hormone

Ihr Arzt kann bei der Behandlung unter mehreren Möglichkeiten auswählen: Er kann Ihnen eine Sequenztherapie vorschlagen, zu einer Kombinationstherapie raten oder nur Gestagene verschreiben; darüber hinaus gibt es weitere Alternativen. Die Behandlung mit Östrogenen allein wird heute kritisch betrachtet:
Als Anfang der sechziger Jahre die Hormontherapie an Boden gewann, wurden ausschließlich Östrogene verordnet. Etwa zehn Jahre später stellte sich heraus, daß bei den nur mit Östrogenen behandelten Frauen Krebserkrankungen der Gebärmutterschleimhaut dreimal häufiger auftraten als bei unbehandelten Frauen. Östrogen schien diese Krebsart zu

Östrogen plus Gestagen

begünstigen. Man fand bald heraus, daß sich die Krebsgefahr verringert, wenn gleichzeitig mit dem Östrogen ein zweites Hormon gegeben wurde: Gestagen, ein dem Progesteron (→ Seite 14) entsprechendes künstliches Präparat. Heute wissen wir, daß beide Hormone gemeinsam in der Sequenztherapie das Krebsrisiko sogar unter den statistischen Durchschnitt der nicht behandelten Frauen absenken. Eine Behandlung mit Östrogen allein ist deshalb heute meist nicht mehr üblich. Ausnahmen, zum Beispiel bei lokalen Beschwerden, etwa im Bereich der Scheide; hier ist die Anwendung östrogenhaltiger Salben möglich (→ Seite 32).

Die Sequenztherapie

Bei der Sequenztherapie wird das Östrogen – je nach Präparat – entweder vom 1. bis 21. oder vom 1. bis 28. Tag der Periode eingenommen. In der zweiten Hälfte des Einnahmezyklus wird für 12 bis 14 Tage zusätzlich Gestagen (Progesteron) gegeben. Um Irrtümer und Rechnerei zu vermeiden, gibt es, ähnlich wie bei der Pille, entsprechend aufbereitete Präparate mit Angabe der Einnahmetage.

Östrogen, danach Gestagen

Wenn die Dosis zwischen dem 22. und 28. Tag reduziert oder eine Pause eingelegt wird, kommt es meist zu einer leichten Abbruchblutung, die jedoch bei längerer Behandlung ausbleibt. Während der Pause können auch die Beschwerden wieder auftreten.

Die Hormone werden auch als »transdermales System« verordnet, das heißt als Hautpflaster, das das Östrogen allmählich durch die Haut an die feinen Blutgefäße abgibt (Gestagen wird dazu als Pille eingenommen). Diese Form der Anwendung wählt man dann, wenn von Magen und Darm her Unverträglichkeiten zu befürchten sind oder wenn die Leber nicht zusätzlich mit dem Abbau des Medikamentes belastet werden soll. Eine weitere Alternative ist die Behandlung mit Hormonzäpfchen.

Auch als Hautpflaster

Die Kombinationstherapie

Die Kombinationstherapie ist heute die am häufigsten angewandte Form der Hormonbehandlung. Bei dieser Therapie werden Östrogene und Gestagene den ganzen Monat über gleichzeitig eingenommen. Abbruchblutungen finden nicht statt. Je nach Art und Schwere der Störungen und den individuellen Bedürfnissen der Patientin entsprechend können Östrogen und Gestagen beliebig hoch dosiert und gemischt werden. Auch dafür gibt es Fertigpräparate. Wird das eine Präparat schlecht vertragen oder verursacht es unerwünschte Nebenwirkungen, kann der Arzt ein Medikament mit einer etwas anderen Zusammensetzung wählen.

Östrogen und Gestagen gleichzeitig

Die Gestagen-Therapie

Wenn eine Frau Östrogene nicht verträgt oder diese Hormone anderer Krankheiten wegen nicht verordnet werden dürfen, kann auch ausschließlich mit Gestagenen behandelt werden. Hitzewallungen, Schweißausbrüche, Schlafstörungen, Osteoporose und andere Beschwerden werden trotzdem günstig beeinflußt.

Nur Gestagen

Die Calcitonin-Therapie

Calcitonin ist ein weiteres Hormon, das bei der Behandlung von Beschwerden während der Wechseljahre eingesetzt wird. Da es den Knochenaufbau fördert, wird es deshalb bei fortgeschrittener Osteoporose (→ Seite 39) erfolgreich angewendet, vor allem die durch den Knochenabbau bedingten Schmerzen verschwinden dadurch rasch. Calcitonin wird in der Schilddrüse gebildet und kann heute synthetisch hergestellt werden. Da man es nicht einnehmen kann, wird es in regelmäßigen Abständen in den Muskel gespritzt.

Fördert den Knochenaufbau

Dosierung und Dauer der Hormonbehandlung

Die Dosierung der Hormone richtet sich danach, welche Beschwerden behandelt werden sollen, wie eine Frau auf die Hormone regiert oder ob Krankheiten (→ Seite 100) nur eine geringe Dosierung zulassen. Hier ist ein erfahrener Arzt sehr wichtig, um die individuell passende Menge herauszufinden. Bei der Behandlung einer beginnenden oder schon ausgeprägten Osteoporose etwa ist eine völlig andere Dosierung notwendig als bei Hitzewallungen oder Schlafstörungen.

Abhängig von den Beschwerden

Wie lange eine Hormonbehandlung durchgeführt werden soll, hängt grundsätzlich von Art, Dauer und Schwere der Beschwerden ab. Die durchschnittliche Behandlungsdauer liegt zwischen zwei und fünf Jahren. Dann wird die Dosis allmählich wieder reduziert, die Behandlung schließlich beendet. Wenn in der folgenden Zeit keine Beschwerden mehr auftreten oder die noch vorhandenen Beschwerden gut erträglich sind, kann die Behandlung als abgeschlossen gelten. Im allgemeinen entwickeln die meisten Frauen während einer Behandlung ein sehr feines Gefühl dafür, wie lange sie ihnen guttut.

Die biologische Alternative: Milzdialysat

Extrakt aus Kälbermilz

Ein Extrakt aus der Kälbermilz, das Milzdialysat, hat sich in den letzten Jahren als beachtenswerte Alternative zur herkömmlichen Hormonbehandlung erwiesen. Milzdialysat, das gespritzt wird, enthält Wirkstoffe aus Aminosäuren (Eiweißbausteine), die eine hormonanregende Wirkung auf die Eierstöcke haben, solange diese noch Hormone produzieren können; auch auf das zentrale Nervensystem (→ Seite 40) üben sie eine direkte Wirkung aus.

Wissenschaftliche Untersuchungen haben belegt, daß nach einer Behandlung mit Milzdialysat – sie darf nur vom Arzt durchgeführt werden – der Östrogenspiegel deutlich ansteigt und Beschwerden wie Hitzewallungen, Schweißausbrüche, Schwindel, Nervosität und depressive Verstimmungen erheblich nachlassen, ohne daß Nebenwirkungen oder Unverträglichkeit beobachtet werden konnten.

Fragen Sie Ihren Arzt

Die Behandlung mit Milzdialysat also ist sinnvoll, wenn die Eierstöcke zur Hormonproduktion noch anzuregen sind, das heißt vor und kurz nach der Menopause.

Zum Nachschlagen

Bücher, die weiterhelfen

Sylvia Schneider: *Wechseljahre. Die andere Fruchtbarkeit;* Mosaik Verlag, München

Dr. Nadja Brandstätter/Mag. Helga Kalmár/Dr. Markus Metka: *Wechseljahre. Neue Chancen für die Frau;* Veritas-Verlag, Linz

Susan M. Lark: *Die Menopause. Der glückliche Wechsel in einen neuen Lebensabschnitt;* Ehrenwirth Verlag, München

Ada Kahn/Linda Hughey Holt: *Frau bleibt Frau. Das Klimakterium;* Oesch Verlag, Zürich

Elmadfa/Aign/Fritzsche: *GU Kompaß Nährwerte;* Gräfe und Unzer Verlag, München

Elmadfa/Fritzsche/Cremer: *Die große GU Vitamin- und Mineralstoff-Tabelle;* Gräfe und Unzer Verlag, München

Klevers Kalorien/Joule-Kompaß; Gräfe und Unzer Verlag, München

Edita Pospisil: *GU Kompaß Cholesterin;* Gräfe und Unzer Verlag, München

Friedhelm Mühleib: *Fit, schön und gesund – Vitamine;* Gräfe und Unzer Verlag, München

Petra Hopfenzitz: *GU Kompaß »Schlank«;* Gräfe und Unzer Verlag, München

Gabriella Plüss/Angelika Ilies: *Schlank & Fit durch Trennkost;* Gräfe und Unzer Verlag, München

Birk/Eichborn/Früchtel/Kurz/Rittinger: *Das große GU Vollwert-Kochbuch;* Gräfe und Unzer Verlag, München

Eva Rittinger: *Vegetarisch kochen – köstlich wie noch nie;* Gräfe und Unzer Verlag, München

Adolf Voegeli: *Das ABC der Gesundheit;* Haug Verlag, Heidelberg

Ursula Jacob: *Osteoporose natürlich behandeln;* Gräfe und Unzer Verlag, München

Renate Zauner: *Rückenschmerzen natürlich behandeln;* Gräfe und Unzer Verlag, München

Herbert Höft: *Schwungvoll durch den Tag;* Gräfe und Unzer Verlag, München

Robert Bachmann/Lothar Burghardt: *Wie neugeboren durch Kneippen;* Gräfe und Unzer Verlag, München
Margot Hellmiß: *Der große GU Ratgeber Natürlich Schönsein;* Gräfe und Unzer Verlag, München
Stefanie Faber: *Schön ab Vierzig;* Goldmann Verlag, München
Volker zur Linden/Helga zur Linden: *Immunsystem natürlich stärken;* Gräfe und Unzer Verlag, München
Mannfried Pahlow: *Das große Buch der Heilpflanzen;* Gräfe und Unzer Verlag, München
Mannfried Pahlow: *Hausapotheke;* Gräfe und Unzer Verlag, München
Werner Stumpf: *Der große GU Ratgeber Homöopathie;* Gräfe und Unzer Verlag, München
Monika Werner: *Der große GU Ratgeber Ätherische Öle;* Gräfe und Unzer Verlag, München
Valerie Ann Worwood: *Liebesdüfte;* Goldmann Verlag, München
Edward Bach: *Blumen, die durch die Seele heilen;* Hugendubel Verlag, München
Sigrid Schmidt: *Durch Bachblüten zu Wohlbefinden und innerer Harmonie;* Gräfe und Unzer Verlag, München
Mechthild Scheffer: *Die Bachblütentherapie;* Hugendubel Verlag, München
Dietrich Langen: *Autogenes Training;* Gräfe und Unzer Verlag, München
Franz Wagner: *Akupressur leicht gemacht;* Gräfe und Unzer Verlag, München
Esther Jenny/Dasappa Keshava: *Yoga – Grundkurs für Anfänger;* Gräfe und Unzer Verlag, München
Almuth Huth/Werner Huth: *Meditation;* Gräfe und Unzer Verlag, München

Adressen, die weiterhelfen

Naturheilärzte:
– Homöopathie-Forum; Organisation klassisch homöo-
  pathisch arbeitender Heilpraktiker e.V.;
  Grubmühler Feldstraße 14a,
  82131 Gauting bei München
– Hufeland Gesellschaft für Gesamtmedizin e.V.;
  Friedenstraße 98,
  75173 Pforzheim

Osteoporose-Früherkennung:
– Klinikum Rechts der Isar, Nuklearmedizinische Abteilung,
  Ismaninger Straße 22, 81675 München
– Klinikum Steglitz der FU, Hindenburgdamm 30,
  12203 Berlin
– Universitätsklinik Hamburg-Eppendorf, Innere Medizin,
  Martinistraße 52, 20251 Hamburg
Weitere Informationen über Osteoporose:
Kuratorium Knochengesundheit, Luisenstraße 5,
69115 Heidelberg

Berufliche Weiterbildung:
– Beratungsstelle für die berufliche Wiedereingliederung
  von Frauen; Mathildenstraße 31, 71638 Ludwigsburg
– KOBRA (Koordinierungs- und Beratungszentrum für die
  Weiterbildung von Frauen), Kottbusser Damm 79,
  10967 Berlin
– Neue Wege – Neue Pläne, Beratung und Information
  zum beruflichen Wiedereinstieg; Varrentrappstraße 47,
  60486 Frankfurt
– Beratungsstelle für Berufsrückkehrerinnen; Haidplatz 8,
  93047 Regensburg
– Berufliche Förderung von Frauen e.V.; Schlosserstraße 28,
  70180 Stuttgart
– KOFRA, Kommunikationszentrum für Frauen zur Arbeits-
  situation e.V.; Baldestraße 8, 80469 München

Frauengesundheitszentren, -Gruppen, -Initiativen
(Beratungen, Veranstaltungen, Kurse für Frauen
in den Wechseljahren; sie beraten auch beim Aufbau
einer Selbsthilfegruppe):
- Raupe und Schmetterling –
  Frauen in der Lebensmitte e.V.;
  Albrecht-Achilles-Straße 65,
  10709 Berlin
- »Frauen ab Vierzig – Wechseljahre«,
  Frauenzentrum Kiel;
  Knooper Weg 32,
  24103 Kiel
- Frauen Selbsthilfe Laden;
  Marktstraße 27,
  20357 Hamburg
- Pro Familia Bremen;
  Stader Straße 35, 28205 Bremen
- Frauengesundheitsladen R. Crociani,
  Maastrichterstraße 7,
  50672 Köln
- IFF, Informationen für Frauen e.V.;
  Blumenstraße 43,
  69115 Heidelberg
- Frauengesundheitszentrum;
  Güllstraße 3,
  80336 München
- Frauen Gesundheitszentrum e.V.;
  Schwarze-Bären-Straße 1,
  93047 Regensburg

Sachregister

Redaktion: Doris Schimmelpfennig-Funke
Lektorat: Christine Pfützner
Zeichnungen: Gerlind Bruhn
Herstellung: Joachim W. Schmidt
Produktion: Monika Pamp
Layout und Umschlaggestaltung: Heinz Kraxenberger
Satz: Design-Typo-Print GmbH, Ismaning
Druck und Bindung: Auer, Donauwörth

ISBN 3-7742-6208-X